천연 헤나와
염색의
모든 것

헤어 스타일링을 위한 염색의 첫걸음
천연 헤나와 염색의 모든 것

초판 1쇄 인쇄 2024년 3월 20일
초판 1쇄 발행 2024년 4월 5일

지은이 홍현령

발행인 백유미 조영석
발행처 (주)라온아시아
주소 서울특별시 서초구 방배로 180 스파크플러스 3F

등록 2016년 7월 5일 제 2016-000141호
전화 070-7600-8230   **팩스** 070-4754-2473

값 19,500원
ISBN 979-11-6958-103-5 (13590)

※ 라온북은 (주)라온아시아의 퍼스널 브랜드입니다.
※ 이 책은 저작권법에 따라 보호받는 저작물이므로 무단전재 및 복제를 금합니다.
※ 잘못된 책은 구입하신 서점에서 바꾸어 드립니다.

라온북은 독자 여러분의 소중한 원고를 기다리고 있습니다. (raonbook@raonasia.co.kr)

헤어 스타일링을 위한 염색의 첫걸음

천연 헤나와 염색의 모든 것

홍현령 지음

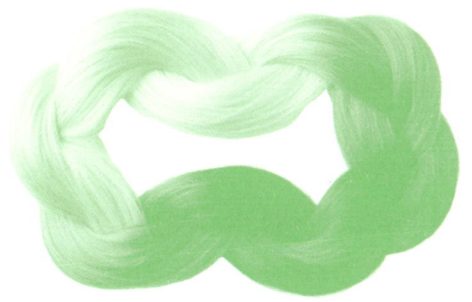

화학염색으로 고민하는
당신을 위한 최선의 선택
"자연의 색을 담다"

자연이
선사하는
헤어 컬러의
마법

두피케어 및 탈모방지 | 손상모발 회복과 볼륨감 향상 | 화학염색으로 인한 부작용 해소 |
자연스러운 새치커버 및 예방 | 환경 친화적인 100% 식물성 원료 | 자연색상의 컬러링

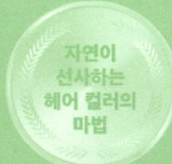

―――― 프롤로그 ――――

나 자신을 위한 최고의 선물
ALL NATURAL HEALING HENNA

    우리가 사람을 처음 만날 때 가장 먼저 눈이 가는 곳이 바로 얼굴이다. 그리고 얼굴의 절반 이상을 차지하는 부분이 바로 모발이다. 우스갯소리로 사람 인상의 90%를 좌우하는 것이 바로 머리 스타일이라고 했던가. 일단 머리 스타일과 얼굴의 탄력도를 보고 나이를 판단하게 된다.

    젊어보이게 머리 스타일을 꾸미려면 우선 모발이 건강해야 한다. 젊을 때는 생머리를 그냥 풀거나 묶기만 해도 예쁘다. 하지만 머리가 가늘고 숱이 없고 부스스하면 어떤 스타일을 해도 초라해 보인다. 게다가 흰머리까지 드문드문 섞여 있다면 절대 나이를 속일 수 없다.

    우리가 100살까지 산다고 가정했을 때 나도 올해 55살이 되었으니 거의 절반을 살았다. 내가 50대가 되고 보니 더 젊어지고 싶은 욕망도 강하고 하고 싶은 일도 많아졌다. 가족들의 인생에 더 이상 서로 간섭하지 말고 나의 인생을 다시 재정립해야 한다는 생각이 강렬하다.

나와 같은 또래의 독자들도 마찬가지일 것이다. 지금까지 살아온 시간의 속도가 너무나 빠르게 느껴지고, 앞으로 살아갈 날들에 대한, 미래의 계획에 나와 같이 고민이 많을 것이다. 하지만 우리는 아직도 현재 진행형이다. 우리 엄마 세대와는 차원이 다르게 세상이 변하고 있다. 여기에 지지 말고 지금까지 살아온 시간을 바탕으로 더욱 풍성하고 품위 있는 삶을 영위해 살아가 보자.

지금 당장이라도 나머지 삶에 대해 점검하고 설계해 보길 바란다. 지나온 경험은 어떤 한 가지도 버릴 것이 없다. 어떤 경험이든 인생 후반전을 준비하는 데 밑거름이 될 수 있으니 샅샅이 찾아보자. 그러한 과정에서 천연헤나를 반드시 접해보길 바라는 마음에서 이 책을 쓰게 되었다.

지금까지의 삶을 열심히 살아 인생을 뒤돌아보면 보람을 느낄 분들도 있을 것이고, 열심히 살지 못한 것 같아 후회스러운 분들도 있다. 열심히 살아온 분들은 지금까지의 경험과 지혜를 바탕으로 더욱 풍요로운 후반전을 준비할 수 있다. 열심히 살지 못해 후회스러운 분들도 아직 절반이나 남았으니 이루고 싶은 꿈이 있다면 지금부터라도 이루기를 바란다.

　나 또한 지나온 시간을 돌이켜 보면 시간이 매우 빨리 흘러갔다는 생각을 지울 수 없다. 그만큼 우리의 몸도 세월의 중력을 고스란히 받고 있다. 얼마 전 유명한 배우들이 시간의 흐름 속에 나이 들어가는 모습을 보면서 인공적인 방법으로는 세월을 절대 거스를 수 없다는 사실을 깨달았다. 무엇이든 자연을 인공적으로 거스르는 방법은 그만큼 반작용이 역효과로 나게 된다.

　젊어지고 싶은 건 인간의 근본적인 욕망이다. 이런 시점에 우리가 꼭 알아 두어야 할 것이 바로 머리를 건강하게 만드는 천연헤나에 대한 이야기이다. 나는 특히 40대에게 'ALL NATURAL HEALING HENNA'가 반드시 필요하다고 강력하게 권하고 싶다. 확실히 40대에 접어들면 몸은 변곡점을 맞게 된다. 머리도 또한 변곡점을 맞게 된다. 원하지 않지만 매일 늘어나는 새치와 갑자기 가늘어지면서 빠지는 머리카락이다. 하지만 너무 걱정하지 않아도 된다. 우리가 맘먹은 대로 제2의 인생을 다시 시작할 수 있는 것처럼 우리의 모발도 천연헤나로 얼마든지 젊어질 수 있기 때문이다.

　마음은 자기계발서 등을 읽는 등 독서와 학습을 통해 젊게 유지할 수 있다. 피부 주름은 첨단기술로 개발되는 천연원료 등을 바르거나 의학의 도움으로 펼 수 있다. 근육은 꾸준한 운동을 통해 탄탄하게 만들 수 있다. 하지만 두피와 머리카락은 천연헤나로만 젊고 건강하고 굵게 유지할 수 있다. 그런 의미에서 **ALL NATURAL HEALING HENNA**로 나 자신에게 최고의 선물을 안겨주자.

나는 갱년기란 말을 다시 해석하고 싶다. 늙는다는 의미가 아닌 제2의 인생을 맞는다는 뜻으로 보면 좋겠다. 모든 것은 생각하기 나름이라고 했던가. 우리가 꾸준히 노력한다면 그까짓 갱년기가 무서울까? 나는 내 또래의 독자 분들이 이 책을 읽고 나이라는 숫자를 잊어버렸으면 좋겠다. 그냥 아직 28살이라고 생각해도 좋겠다. 사실 우리의 정신연령은 아직도 20대 후반에 머물러 있지 않은가? 천연헤나를 하기 위해 나를 찾는 분들을 보면 모두 실제 나이를 구분할 수 없을 정도로 지금은 외모가 젊다. 여기에 머리카락을 젊게 만드는데 유일한 솔루션인 천연헤나가 우리를 더욱 젊게 만들어줄 것이다.

이 책에서는 지금 현대인들의 모발 고민과 이유 등을 점검해 보고 천연헤나의 힘이 어떻게 모발 고민을 해결하는지 원리에 대해 자세히 소개해 보기로 한다. 이와 더불어 어떻게 사용하면 천연의 힘으로 두피부터 모발 끝까지 젊어질 수 있는지 천연헤나의 비법을 공개해 보기로 한다. 여러분 모두 천연헤나의 힘을 이용해 제2의 인생을 파워풀하고 활기차게 꾸미는 데 많은 도움이 되길 바란다.

― 홍 현 령

Contents

- **프롤로그** 나 자신을 위한 최고의 선물
  ALL NATURAL HEALING HENNA — 4

Chapter.1
인생의 터닝 포인트를 만드는 천연 헤나

- 모발이 사람 인상의 90퍼센트를 좌우한다 — 15
- 현대인의 두피와 모발잔혹사 — 21
- 머리 끝에서 오는 건강의 적신호 — 28
- 엄마, 머리가 왜 이래? 우리 엄마 머리가 이상해요! — 33
- 머리는 1퍼센트의 화학도 원하지 않는다 — 39
- 천연만이 화학을 케어한다 — 45

Chapter. 2

천연 헤나로 여성 셀럽처럼 건강과 젊음을 유지하는 법

- 연예인도 울고 갈 상상 그 이상의 머릿결   53
- 100세 시대, 백발은 아직 너무 이르다   60
- 나이와 함께 노화되는 머리의 비밀   66
- 안 써본 사람은 많아도 한 번만 써본 사람은 없는 천연 헤나의 비밀   72
- 행운이 따르는 모발색 레드, 레드색이 복을 부른다   78
- 머리끝부터 아름다워지는 방법   84

Chapter. 3

천연 헤나 전문가를 만나라

- 프로와 아마추어의 차이   93
- 천연 헤나는 처음 경험이 중요하다   99
- 얼굴 성형보다 머리 성형이 우선이다   105
- 머리에 자연의 색과 에너지를 충전하는 법을 배워라   110

Chapter. 4

천연 헤나 100퍼센트 효과 보는 노하우

- 새치와 흰머리의 차이   119
- 10대 : 조기새치로 노인이냐 놀림 받는
  아이들의 자존감 세우기   125
- 20대 : 화학 염색과 스트레스로 빨리 나는 조기새치   134
- 30대 : 출산과 육아에 지친 엄마들의 탈모와
  새치에 꼭 필요한 천연 제품   144
- 40대 : 흰머리가 나기 시작하는 40대를 위한 예방책   153
- 50대 : 갱년기가 오기 전에 천연 헤나에 대해
  알아야 하는 이유   160
- 인생을 좌우하는 머리 관리법   166
- 미용실 가지 않고 내 머리 내가 관리하는 노하우   173

Chapter. 5

천연 헤나의 핵심 포인트

- 올 내추럴 힐링 헤나   183
- 시멘트와 천연 황토의 차이   189
- 진짜 친한 친구에게만 권해주는 천연헤나의 비밀   195
- 일주일만에 가늘고 힘없는 머리 굵어지는 법   201
- 탈모, 천연헤나를 이용한 예방이 우선이다   208
- 헤나도 과일처럼 당도가 있다. 싼 게 비지떡   214
- 불황의 시대 가성비 최고의 회춘 방법   221
- 남편과 사이 좋아지는 헤나 스킨십   228
- 아이들 두피관리는 엄마에게 맡겨라   235
- 내 머리는 내가 지킨다. 나만을 위한 헤나 레시피   241

Chapter. 6

헤어시장에 부는 제2의 천연 헤나 열풍

- 미용인들이여 고객의 머리를 지켜라   251
- 양심 있는 원장들의 고객 봉사 아이템   257
- 적자미용실 회생방안 : 천연헤나로 매장의 수준과 품격을 높여라   263

Chapter.1

인생의
터닝 포인트를
만드는
천연 헤나

모발이 사람 인상의 90퍼센트를 좌우한다

나이가 들수록 머리 길이가 점점 더 짧아진다. 첫 아이를 낳을 때만 해도 처음 출산이라 육아하느라 경황도 없었고 아직 20대 후반의 나름 젊은 신혼인지라 남편의 성화에 긴 머리를 유지했다. 바로 연이어 둘째 아이를 낳은 후에는 머리가 무서울 정도로 빠져 겁이 날 지경이었다. 그래서 둘째가 백일이 되었을 즈음 나의 머리는 짧은 단발이 된 이후 점점 짧아졌다. 그런데 아이러니하게도 그렇게 머리를 못 자르게 성화를 하던 남편이 머리를 자르고 나니 짧은 머리가 훨씬 잘 어울린다고 했다. 그 말을 듣고 왜 고집스럽게 긴 머리를 못 자르게 했는지 약간 어이없었다. 그래서일까? 필자는 고객 중에 간혹 중년의 나이에도 남편과 아이들의 성화에 긴 머리를 유지하는 분을 보면 젊었을 때 내 생각이 나서 미소가 지어진다. 그만큼 헤어스타일은 사람의 이미지를 좌우할 정도로 중요하기 때문에 목숨 걸고 지키는 것이다.

🌿 어울리는 헤어스타일이 하루를 좌우한다

대부분 아침에 일어나서 세수하고 머리를 감고 나면 헤어스타일에 많은 시간을 쓴다. 아마 옷을 고르는 것보다 헤어스타일에 훨씬 더 많은 시간을 소비할 것이다. 애써 바쁜 아침 힘주고 나왔는데도 불구하고 헤어스타일이 맘에 들지 않으면 하루 종일 뭘 해도 신경이 쓰이고 짜증이 난다. 특히 오랜만에 미용실에 다녀와서 헤어스타일이 크게 바뀌었거나 파마를 해서 머리가 부스스하면 더욱 안절부절못한다.

우리는 왜 그렇게 헤어스타일을 중요하게 생각할까? 신체 부위 중에서 가장 위에 자리하고 있어 가장 잘 보이며 소중하게 생각하는 부위이기 때문이다. 인간은 누구나 혼자 살 수 없기 때문에 다른 사람들을 만나고 그들의 시선을 의식하게 된다. 이때 헤어스타일은 상대방에게 나의 첫 인상을 크게 좌우하는 요소가 된다. 우리나라 사람들은 유달리 남에게 관심이 많다. 그래서 헤어스타일이 바뀌면 바로 알아봐준다. 좋은 소리를 들으면 기분 좋지만 기껏 신경 쓰고 나갔는데 안 어울린다고 하면 정말 난감하다. 맘에 안 든다고 가리고 다닐 수도 없는 노릇이다. 게다가 40대가 넘어가면 헤어스타일뿐만 아니라 흰머리와 머리숱까지 신경 쓰인다. 새치든 흰머리든 그냥 다니면 주변에서 귀찮을 정도로 꼭 한 소리 한다. 자연히 흰머리는 성가신 고민거리가 된다.

그래서 미용실이라는 장소는 다른 서비스 업종에 비해 고객과 미용사들의 갈등이 매우 심한 곳이다. 누구나 더욱 예뻐지기 위해 미용실을 찾는다. 갈등은 여기서부터 시작된다. 특히 외모에 대한 기대치와 결과물 간에 차이가 많이 나는 경우 갈등이 심각해진다. 얼굴은 일반인인데 유행하는 연예인의 얼굴 사진을 들고 와서 똑같이 해달라고 하니 미용사들이 난감할 수밖에 없다. 예를 들어 파마의 경우, TV에 출연하는 연예인들의 헤어스타일은 유명한 헤어디자이너가 몇 시간씩 드라이어나 세팅기로 공을 들여 만들어 놓은 작품인데 똑같은 파마를 해달라고 한다. 또한 유행하는 아이돌들이 머리색을 회색이나 금발로 하고 나오면 같은 색깔로 해달라고 주문한다. 특히 유행에 민감한 젊은 친구들은 과격한 방법도 불사한다. 이런 과정에서 화학 재료를 가지고 무리하게 시술을 하다보면 머리카락과 두피가 심각하게 상하는 사고로 이어지는 경우가 자주 발생한다.

미용실에서 가장 자주 발생하는 갈등으로 커트에 의한 스타일 불만, 화학 파마에 의한 머릿결 손상, 염색에 의한 머릿결과 두피 손상 등을 들 수 있다. 커트한 머리카락은 다시 붙여 놓을 수 없다. 화학 파마나 염색에 의한 머릿결 손상도 잘라내지 않고서는 근본적인 복구가 불가능하다. 화학 염색이나 탈색에 의한 두피 상처 등도 심각한 상황이다. 극단적으로 두피에서 피고름이 나는데도 밝은 염색이나 탈색을 요구하는 청소년들도 있어 미용사들이 난감한 경우가 자주 있다. 미용사들이 고객과의 분쟁이나 갈등으로 인해 정신적으로 견디지 못해 정신과 치료를 받거나 우울증 약을 먹다가 일을 그만두는 경우도 자주 보았다.

젊을 때는 어떤 머리 스타일을 해도 예쁘다. 피부가 탱탱하고 건강하기 때문에 그냥 검은 고무줄로 묶고 다녀도 자연스럽게 흘러나온 잔머리조차 매력적이다. 머릿결도 좋기 때문에 파마를 하지 않고 생머리를 고수할 수 있다. 하지만 한 해 두 해 나이를 먹고 결혼과 출산이라는 신체적인 변화를 겪으면 삼단같이 곱던 머릿결도 변화를 보인다. 이에 좀 더 젊어지고 스타일에 변화를 주기 위해 잦은 파마와 염색을 하게 된다.

남자들은 머리에 대한 중요성이 더욱 심각하다. 여자들이야 옷도 다양하게 입을 수 있고, 신발, 가방, 액세서리 등 변화를 줄 수 있는 부분이 많지만 남자들은 사회생활을 하게 되면 비슷하게 생긴 양복, 신발, 가방 등 개성을 표현할 수 있는 수단이 한정적이다. 그래서 머리 스타일이 더욱 중요하다. 일단 남자들은 단연코 머리숱이 많아야 한다.

　지금은 5,000만 인구 중에 1,000만 명이 탈모 인구라고 할 정도로 머리가 빠져서 고민인 사람들이 다섯 명 중 한 명에 이른다. 오죽하면 부의 상징이 머리숱이라고 할 정도다. 한 술 더 떠서 오복 중에 하나라고들 한다. 과거에 남자들의 머리에 대한 고민은 '흰머리' 아니면 '탈모'라고 했는데, 지금은 탈모에다가 흰머리까지 극성이다. 남자 중에 탈모 치료를 한 번쯤 안 받아 본 사람이 없고, 심지어 그 고생스럽다는 모발 이식 인구도 주변에 많이 볼 수 있다.

　이처럼 남녀노소 누구나 헤어스타일과 모발, 두피 건강에 대한 관심이 뜨겁고 중요하다. 두피에 이상이 생기면 가렵고 각질도 떨어지고 피지도 많이 분비되어서 불결해 보인다. 이런 가운데 우리는 과연 모발과 두피 건강을 위해 무엇을 할 수 있을까? 일단은 두피가 건강해야 한다. 잇몸이 건강해야 튼튼한 이가 나듯이, 머리카락이 나는 토양인 두피가 건강해야 한다. 두피는 우리 신체의 가장 윗부분을 차지하고 있는 얼굴 피부와 연결된 부위이다. 우리가 피부에 영양을 주기 위해 매일 화장품을 공들여 바르듯이 두피도 관리가 필요하다.

🌿 두피가 건강해야 건강한 모발이 난다

　십만 개에 이르는 머리카락이 나야 하기 때문에 두피에는 무수히 많은 모공이 촘촘히 자리하고 있다. 무수히 많이 열려 있는 모공에서 매일 피지가 분비되는데 이때 유수분 밸런스가 중요하다. 피부와 마찬가지로 두피의 수분이 부족해서 건조하면 가렵고 미세한 각질이 생기기 쉽다. 그와 반대로 유분이 많이 분비되면 모발이 불결해질 뿐 아니라 냄새가 나면서 두터운 비듬이 생긴다. 토양이 되는 두피에 문제가 생기면 일상생활에도 지장이 생긴다. 머리가 가렵고 각질이 허옇게 떨어지고 기름기가 흐른다면 대인관계에 치명타이다. 누구나 돈 들여 하는 헤어스타일보다 일단 청결이 제일 중요하다. 아무리 멋진 헤어스타일이라도 청결하지 않아 타인에게 불쾌감을 준다면 아무 소용이 없다.

　두피 관리가 되지 않으면 모공은 점점 막힌다. 그러면 머리가 가늘게 나다가 쉽게 빠진다. 그러면서 머리숱이 어느 순간 심각하게 약해진다. 이와 같이 두피가 나타내는 현상을 관리해준다면 정상적인 머리숱에 나이 들어 생기는 탈모도 예방할 수 있다. 남자들은 돈이 아무리 많고 나이가 젊어도 탈모가 진행되어 머리가 빠지기 시작하면 나이 들어 보여 결혼할 때도 큰 지장을 준다. 여자들이 머리 빠진 기름진 남자들은 좋아하지 않기 때문이다.

　과거 조선시대의 가채나 중세시대 귀족들의 머리 스타일을 보면 머리숱이나 높이, 크기가 권력의 상징이었다. 머리 모양이 그 사람의 신분을 나타내었다. 현재도 머리숱이 많고 머리카락이 굵으며 윤기가 나야 젊고 귀티가 난다. 아무리 헤어스타일에 신경을 써도 머리숱이 없거나 머리카락이 얇고 힘이 없으면 헤어스타일을 제대로 표현할 수가 없고 설령 원하는 대로 스타일을 표현했다 하더라도 금방 주저앉게 된다. 중년 남녀 연예인들이 가발을 쓰고 나오는 이유도 휑한 머리로 방송에 나올 수 없고, 가장 중요한 헤어스타일을 어찌할 수 없기 때문이다. 명품백화점에서 쇼핑을 하는 여유 있어 보이는 중년 여성들이 아무리 밍크코트에 명품으로 치장해도 머리숱이 없고 가늘면 소용없다. 값비싼 옷이나 화려한 차림보다 근본적으로 젊고 건강해보이도록 두피와 모발에 더욱 신경을 쓰는 것이 중요하다. 이에 100퍼센트 천연 헤나가 두피와 모발의 근본적인 젊음과 아름다움을 유지할 수 있는 현대인의 최종 대안으로 떠오르고 있다. 100퍼센트 천연 헤나가 우리의 고민을 어떻게 해결해주는지 자세히 알아보자.

현대인의 두피와 모발잔혹사

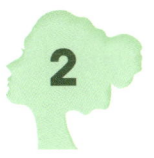

 "아유, 정말 파마만 안 할 수 있으면 좋겠어요", "미용실에 앉아 있는 게 아주 고역이라니까"라면서도 나이가 지긋한 분들은 주기적으로 어김없이 미용실에 가서 앉아 있다. 전국에 있는 13만 개가 넘는 미용실의 숫자가 말해주듯 우리나라 사람들은 '미'에 유난히 관심이 많다. 한 집 건너 한 집씩 보이는 수많은 미용실에서는 머리를 자르는 사람, 파마하는 사람, 머리를 염색하는 사람들이 계속 드나든다.
 사람의 모발은 한 달에 1cm 이상씩 꼬박꼬박 자란다. 어떤 분들은 나이가 들어 머리가 나지 않는다고 한탄하는 경우가 있는데, 모발의 성장은 우리가 죽어야만 멈춘다. 우리가 100살을 산다고 가정하면 12미터나 자라는 셈이다. 그러니 주기적으로 예쁘고 멋있게 잘라주어야 하고, 나이가 들수록 풍성해 보이기 위해 파마를 하게 된다. 요즘은 남자들도 그루밍족(자기의 외모를 위해 투자하는 남자를 말함)들이 많아지면서 파마 시장에 합류하고 있다.

🌿 일제강점기에 들어온 파마의 역사

1930년대에 처음 우리나라에 도입된 파마는 매우 획기적인 기술이었다. 단발령이 내려지면서 쪽을 지거나 땋고 다니던 머리에서 단발머리가 유행하던 시기였다. 이때 일본에서 미용 기술을 배워온 오엽주가 화신백화점에 미용실을 차리면서 최초로 파마를 시술하기 시작했다. 전국에서 멋쟁이들과 부유층들이 전기로 머리카락을 100도로 구워서 팝콘처럼 만드는 파마에 열광했다. 당시에 파마 가격이 금가락지 가격과 맞먹었다니 과히 그 선풍적인 인기를 알 수 있다.

확실히 파마를 하면 머리 손질이 쉽다. 젊은 층은 수수한 이미지가 전혀 다른 이미지로 바뀐다. 또한 파마를 하면 흘러내리는 것도 덜하고 머리가 풍성해 보인다. 필자의 엄마 세대만 해도 파마에 거의 중독된 수준이다. 파마를 하지 않으면 사람이 초라해 보인다고 생각한다. 그래서 일단 머리에 웨이브가 있어야 생기 있어 보인다는 선입견이 강하다. 따라서 다들 똑같은 스타일의 뽀글이 파마를 선호한다. 머리카락을 구부러서 거의 두피에 딱 붙여놓는 수준이다. 오죽했으면 외국 사람들의 눈에 파마를 한 여성들의 뒷모습이 모두 같아 보여서 다들 투구를 쓰고 있는 줄 알았다는 우스갯소리가 있을 정도다.

하지만 필자 세대만 해도 이야기는 달라진다. 뽀글이 파마를 하는 경우가 많지 않다. 대부분 생머리나 약간의 웨이브가 있는 정도를 원한다. 다행히 미용실에 앉아 파마를 마는 40~50대는 많지 않다. 생머리 위주에 세련된 커트를 선호하고, 어쩌다 1년에 한두 번 구불구불한 웨이브 파마를 한다.

필자의 딸들 세대는 더더욱 미용실에서 파마를 하지 않는다. 다들 삼단 같은 머리카락을 치렁치렁 기르고 다녀 때로는 너무 덥고 답답해 보이기까지 한다. 그래도 어쩌랴. 젊을 때는 청순해 보이게 긴 머리를 선호하는 게 일반적이다. 그 대신 젊은이들 사이에 파고든 것이 바로 '염색'이다. 다양한 색상의 밝은 염색을 해야 얼굴이 화사해 보인다며 미용실에서도 매스컴에서도 젊은이들의 염색을 부추긴다. 우리나라 염색시장은 젊은이들의 염색 선호로 인해 3조 원에 이르는 거대 시장으로 성장했다. 식품의약품안전처 조사에 따르면 2020년 생산된 염모제는 3,433억 원어치에 달한다. 일단 호기심에 모발을 밝게 염색하면 한 달에 1센티씩 자라는 검은 머리를 다시 밝게 염색하는 뿌리염색을 어쩔 수 없이 하게 된다. 지금은 흰머리나 새치 염색 시장보다 젊은이들을 상대로 하는 컬러 염색 시장의 규모를 더욱 키워가고 있다.

    미용인들이 느끼기에 파마보다는 염색이 훨씬 어려운 작업이다. 고객이 원하는 색깔을 예민하게 배합해서 맞춰야 하고 화학 염색약이 독하기 때문에 시간이 조금만 경과되어도 머릿결이 상하거나 색이 다르게 나온다. 이전에 염색한 부분과 색상면에서 경계가 지거나 얼룩이 지면 곤란하기 때문에 이 또한 난이도가 높다. 그래서 염색 비용이 비싸고, 미용사들도 고객들에게 염색을 권한다.

🌿 몸에 유해한 성분으로 만든 파마약과 염색약

    파마와 염색이 헤어스타일을 예쁘고 멋지게 해주고 몸에도 이롭다면 얼마나 좋을까? 사실 머리카락은 우리가 죽어서 땅에 묻혀도 썩지 않을 만큼 단단한 신체의 일부이다. 두피도 우리 몸 안에 있는 장기인 간처럼 어지간한 자극에도 견디는 고마운 조직이다. 미용실에서 단단한 머리카락의 색깔을 바꾸고 둥글게 컬을 만들기 위해서는 그만큼 강력한 화공약품을 사용해야 하는데 그런 과정에서 두피와 모발이 심한 자극을 받는다. 두피와 모발이 건강할 때는 심한 자극에도 견디지만, 주기적으로 이런 자극을 주면 견디지 못하고 문제를 일으킨다.

파마는 모발을 손상시키는 원리로 웨이브를 만든다. 일단 파마 1제를 모발에 발라 모발의 보호막인 큐티클층을 들뜨게 하여 약이 모발 안쪽으로 스며들게 한다. 스며들어 간 약이 머리카락을 연화시키고 중간 중간 시스틴 결합이 끊어져 롯드에 의해 웨이브가 형성되면 2제를 발라 이를 고정하는 과정을 거친다. 그러면서 모발의 큐티클층이 손상을 입고 구불구불한 웨이브가 형성된다.

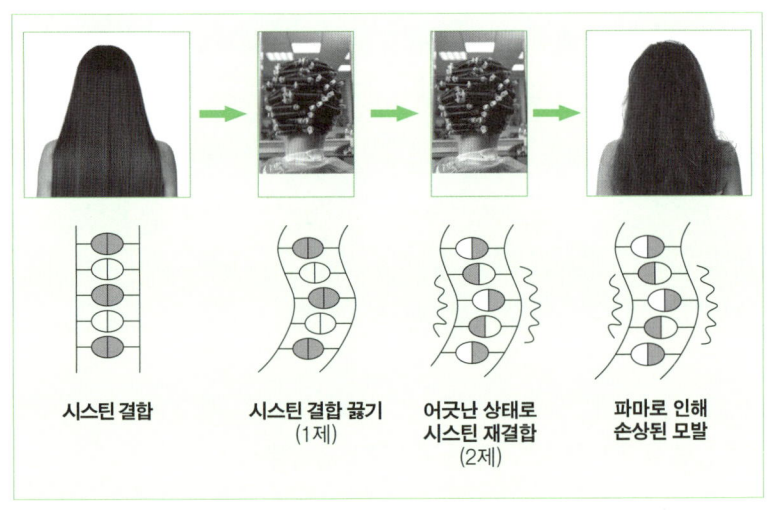

파마로 인해 모발이 손상되는 과정

파마약은 모발에만 자극을 주는 것이 아니다.

파마약의 주성분은 변기의 누런 때를 제거하는 세정 제균

제와 동일한 치오글리콜산(Thioglycolic acid)이다. 화장실을 청소할 때 장갑 등을 끼고 손에 묻지 않도록 조심하면서 사용하는 약품을 머리에 바르는 것이다. 젊은이들이 사용하는 제모제에도 같은 성분이 포함되어 있다. 2제에는 제초제 효과가 있어 이를 머리에 바르면 중추 신경계와 신장 계통에 자극이 강해 마비나 경련, 기능 장해를 일으킬 우려가 있다. 수시로 파마를 하는 미용사들의 손이 거칠어지는 등 직업병이 문제가 되고 있으므로 샴푸할 때도 반드시 장갑을 착용해야 할 것이다.

화학 염색약도 우리 몸을 크게 위협한다. 산화염모제의 주성분인 PPD(p-phenylenediamine 파라페닐렌디아민)는 한 수저만 먹어도 죽음에 이르는 치명적인 화학물질이다. PPD는 피부를 손상시킬 뿐만 아니라 피부를 통해 림프액과 혈액을 통과하게 되며, 호흡기로 마시면 폐를 통해 혈액으로 들어가 전신을 돌아 재생 불량성 빈혈 등의 증상을 일으키는 것으로 밝혀져 있다. 또한 염색약에 포함되어 있으며 낙동강 페놀 유출 사건으로 세간을 떠들썩하게 한 페놀도 디아민과 마찬가지로 발암성 물질이기 때문에 20년 이상 염색을 지속하면 림프종(암의 일종) 발생율이 높아지는 것으로 밝혀졌다. 비교적 안전하다고 생각되는 헤어 매니큐어도 발암성 물질인 타르계 색소가 포함되어 있어 장기간 사용하면 발암 가능성을 높이게 된다.

아이들이나 젊은 청소년들은 피부가 약하고 면역력이 아직 완성되지 않아 어른들보다 피해가 심각하다. 참고로 일본에서는 '일본염색약협회'를 상대로 유아나 어린이에 대한 염색약 사용 금지 문구를 기재하도록 요구 중이다. 이와 같이 무시무시한 화공약품을 일반인은 취향에 따라 사용할 수도 있지만 연약한 어린이나 청소년에게 절대 사용해서는 안 된다.

―《최고의 헤나를 찾아서》히라다 원장 글 인용

최근에는 혼전에 임신을 하고 결혼하는 경우가 많다. 혼전 임신이니 대부분 임신에 대한 준비나 상식이 부족하기 때문에 임신 전후에 임신 사실을 모르고 화학 염색에 노출되는 경우가 많다. 요즘은 젊은 층에서 밝게 하는 염색이 유행하다 보니 임신을 하고 투톤으로 머리가 지저분해져서 다시 염색을 하게 되는 경우가 있는데 무지한 상태로 화학 염색약을 사용하지 않도록 각별히 주의할 필요가 있다. 화학 염색약은 림프액과 혈액을 통과하며 폐를 통해 혈액으로 들어가기 때문에 자궁 속의 태아에게 영향을 미치게 된다.

이와 같이 현대인들이 다양한 스트레스와 자극적인 화공 약품에 노출되고 있는 가운데 다양한 두피, 모발 고민을 호소하고 있다. 정신적인 스트레스와 자극적인 화공 약품으로 인해 머리가 열을 받기 때문에 현대인들의 두피가 뜨거워지면서 건조해진다. 건조해지면 두피의 유수분 밸런스가 깨지면서 각질이 생기고 유분이 과다 분비된다. 각질은 다시 가려움증을 유발하고 가려움증으로 인해 상처가 생기면서 지루성으로 발전된다. 모발의 토양인 두피의 기능이 손상되면 과다 분비된 유분이 산화되어 모공을 막으면서 머리카락이 얇아지고 탈모가 동반된다.

예전에는 나이가 들면 머리가 빠지고 약해졌다. 하지만 지금은 젊은 이들도 과다한 스트레스와 화공 약품 남용으로 탈모가 심각한 수준이다. 평소 스트레스 완화에 신경을 쓰고 가급적 강한 탈색이나 염색, 파마 횟수를 줄이는 것이 우리 두피, 모발 건강에 크게 도움이 된다. 어쩔 수 없이 파마나 염색, 스트레스로 우리 두피와 모발이 위협받고 있다면 100퍼센트 천연 헤나가 바로 그 최종 솔루션이다.

머리 끝에서 오는
건강의 적신호

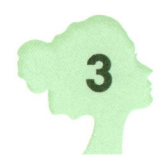

요즘 들어 부쩍 신경 쓸 일이 한두 가지가 아니다. 아이들이 어렸을 때는 몸을 힘들게 하더니 학년이 올라가면서 정신적으로 힘들게 하는 일이 많아졌다. 아이들 둘을 연년생으로 키우면서 갱년기보다 무서운 중2병에 사춘기를 연거푸 거쳤다. 사사건건 예민하게 굴던 시기를 지나 숨 좀 돌릴 만하니 연달아 수험생이다. "우리 집에 '재수'는 없다"를 목 놓아 외친 보람이 있는지, 한 번에 모두 대학에 들어가서 천만 다행이다.

좋건 나쁘건 대학만 가면 내 일은 끝이려니 생각했는데, 1년에 두 번씩 숨 돌릴 겨를도 없이 등록금 준비가 바쁘다. 여자애들이라 용돈 씀씀이도 꽤 부담이 된다. 맞벌이를 하면서도 자신을 위해 좋은 옷 한 번 사 입기도 부담스러울 지경이다. 요새 아이들은 커갈수록 비위 맞추기가 힘들어 말 한 마디도 조심스럽게 건네야 하는 상황이다. 아이들이 커도 집안일은 여전히 쌓이고 사회생활에 지친 남편 비위 맞추랴 가까이 사는 친정 부모 하소연 들으랴 위아래 옆으로 끼인 처지가 피곤하다.

이렇게 바쁘게 돌아가는 생활에 자신의 머릿속까지 들여다보기는 쉽지 않다. 더더욱 머리를 위해 뭔가 투자하는 일도 쉽지 않으리라. 때가 되면 희끗거리는 새치를 화학 염색으로 대충 감추고 어쩌다 기분전환으로 구불거리는 파마나 하면 다행이다. 숨길 수 없는 얼굴에는 시간 나는 대로 좋다는 화장품이며 시술이며 신경 써서 해보지만, 머리에는 어쩌다 홈쇼핑에서 광고하는 샴푸나 사서 쓰는 게 고작이다. 하지만 모발과 두피의 구조에 대해 한 번이라도 관찰해 본다면 머리에 독한 약품을 쉽게 바르기가 꺼려질 것이다.

🌿 모발이 자라나는 원리

모발은 신체의 가장 윗부분을 차지한다. 우리 몸에서 가장 중요한 부분인 뇌가 자리하고 있는 두개골을 추위와 더위, 자외선과 충격 등으로부터 보호한다. 머리를 보호하기 위해 머리카락의 강도는 생각하는 것보다 매우 강하다. 한 가닥이 150그램을 지탱할 정도니 평균 십만 가닥이 1.5톤도 끌어당길 수 있는 강도로 우리를 보호하고 있다. 얼마나 소중한지 존재인지 모른다.

이처럼 강한 모발은 두피, 두개골과 더불어 뇌를 보호하는 역할과 더불어 건강 상태를 나타내는 척도이다. 머리카락은 단백질을 먹어서 분해되는 아미노산이 재결합하여 케라틴이라는 단백질로 자라난다. 자라나면서 중금속과 같은 몸속 유해한 성분들도 배출된다. 그래서 마약이나 중금속 검사를 위해 머리카락을 뽑는 것이다. 신체 대사의 부산물로 얻어지는 것이 머리카락이기 때문에 단백질이 부족하거나 비타민이 부족하면 모발이 약해진다.

모발은 80퍼센트 이상이 단백질과 수분으로 이루어져 있다. 머리카락을 잘라 보면 검은 멜라닌 색소가 들어 있는 모피질을 투명한 비늘 모양의 모표피가 기왓장 형태로 감싸고 있다. 보호막 기능을 하는 모표피가 손상되면 모피질에 있는 수분과 단백질이 빠져나가 모발이 건조하고 약해진다. 모표피는 대부분 화공 약품인 파마약과 화학 염색약에 의해 벗겨지고 찢어진다. 물고기가 비늘이라는 보호막이 없으면 살 수 없듯이, 머리카락도 모표피를 이루는 케라틴 성분의 큐티클층을 보호하는 것이 중요하다.

투명한 큐티클층이 정상적으로 유지되어야 모발은 반짝반짝 윤기가 나고 촉촉하고 탄력 있어 보인다. 큐티클층이 손상되고 벗겨지면 윤기가 사라지고 단백질과 수분이 빠져나가면 모발은 건조하고 힘없는 머리카락으로 바뀐다. 그래서 파마, 염색을 수시로 하는 할머니 머리가 옥수수염처럼 부스스해 보이는 것이다.

요즘은 연세 드신 할머니들뿐만 아니라 중년층이나 젊은 여성들도 반짝반짝 윤기 나는 머리를 좀처럼 찾아볼 수 없다. 그만큼 화학제품에 찌들어 단백질과 수분이 날아가고 있다는 증거다.

이와 같이 원활한 혈액 순환을 통해 단백질이 분해되어 케라틴이 형성되어야 모발이 자라므로, 찰랑거리는 머릿결을 위해서는 두피 건강이 그만큼 중요하다. 두피가 깨끗하고 건강해야 두피의 혈관을 통해 산소와 영양이 충분히 공급되어 건강한 머리카락이 자란다. 그리고 적당한 피지가 분비되어 유수분 밸런스가 유지되면서 투명하고 건강한 큐티클층에 빛이 반사되어야 반짝이고 찰랑거리는 머릿결을 가질 수 있는 것이다. 인상의 90퍼센트를 차지할 정도로 중요하고 뇌를 보호하는 데 중요한 역할을 하는 머리카락을 잘 보호해야 할 것이다.

필자와 같이 일과 육아, 살림과 더불어 아이들이 사춘기가 지나자 갱년기가 걱정되는 독자들은 몸도 마음도 지쳐 있다. 혈액순환도 걱정되고 가늘고 빠지는 탈모도 걱정이다. 스트레스를 받으면 우선 머리부터 빠지고 가늘어지고 흰머리가 갑자기 늘어나는 것도 머리카락이 몸 상태를 말해 주는 것이다. 가뜩이나 나이와 더불어 약해지는 두피와 모발에 반평생을 살면서 과연 무엇을 해주었는지 되짚어 볼 기회이다. 얼굴에는 병원 시술도 받고 좋다는 화장품도 바르고 마사지도 다니면서 머리와 두피 건강에는 너무 소홀하다.

🌿 머리 건강의 오아시스 '천연 헤나'

요즘은 주변에서 암에 걸리는 환자들을 쉽게 만날 수 있다. 평균수명 83.6세까지 산다고 가정했을 때 10명 중에 3.8명이 암에 걸린다고 한다. 일단 발병하면 몸에 바르고 먹는 것 일체를 조심해야 한다. 특히나 발암물질인 화학 염색약은 일절 사용할 수 없다. 100퍼센트 천연제품을 찾게 되는데 천연 헤나가 아픈 환자들에게 힘과 위안을 줄 수 있어서 다행이다. 아픈데 머리도 약해지고 빠지고 흰머리까지 관리가 안 된다면 정말 서글퍼진다. 이때 100퍼센트 천연 헤나에 대한 정보를 듣게 된다면 사막에서 오아시스를 만난 기분이 들 것이다.

또한 평소에 스트레스 관리가 가장 중요하다. '두한족열(頭寒足熱)'이라는 동양 의학에서 강조되는 건강법으로도 알 수 있듯이 머리는 항상 차게, 발은 따뜻하게 해야 한다. 그런데 스트레스는 항상 머리를 뜨겁게 만든다. 휴식도 중요하고 생각을 안 하고 살면 좋겠지만 생각 없이 사는 것도 불가능하니 외부적으로도 머리를 식히는 방법이 있다면 좋겠다. 연예인들이 하듯이 아이스버킷을 늘 머리에 쓸 수도 없으니 필자가 제안하는 100퍼센트 천연 헤나로 머리를 식혀 주는 방법을 적극 활용해보자.

누구든 살면서 스트레스를 받지 않고는 살 수 없다. 긍정적인 스트레스는 오히려 생기를 북돋아준다. 시간이 흐른다고 그냥 바라보면서 스트레스를 받기보다 무언가 배우고 공부하고 도전하는 발전적인 자극은 항상 필요하다. 사업을 하면서 가장 즐거운 일이 바로 학습이나 목표에 도전해 보는 일이다. 물론 필자는 전 국민의 100퍼센트 천연 헤나 사용이라는 장기적이고 원대한 꿈을 바탕으로 이를 실천할 수 있는 작은 목표들을 실천하고 있다. 이러한 성취감이 금전적인 면을 떠나서 중년을 준비하면서 신선한 자극과 즐거움이 되고 있다.

엄마, 머리가 왜 이래?
우리 엄마 머리가 이상해요!

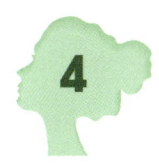

전화기 너머 다급한 목소리가 들려온다.

"제가 지금 머리상태가 엉망이거든예. 친구들이 하도 좋다 케서 전화해 봤습니데이."

"얼마나 고민되시겠어요, 자세히 상담해드릴 테니 모발 상태가 어떠신지 자세히 말씀해주시겠어요?"

"마, 솜털같이 얇고 부스스하고 끊어지고 빠지고 말도 마이소"

하루도 빠짐없이 전국에서 다급한 목소리로 전화가 걸려온다. 휴일이고 밤낮이고 없다. 거두절미하고 하소연하는 목소리를 들어보면 얼마나 고민이 되면 저리도 다급할까 짐작이 간다.

🌱 예뻐지려고 하는 파마와 염색의 모순점

전화하는 고객들의 고민을 들어보면 절반 이상이 젊을 때부터 모발이 가늘고 얇은 편인 경우가 많다. 약 30퍼센트는 젊은 시절 모발이 두껍고 좋았는데 지금은 얇고 가늘어졌다는 고객층이다. 나머지는 화학 염색약 알레르기로 인한 고통을 호소하는 경우이다.

어떤 경우든 미용실에 가서 커트만 하는데 모발 상태가 좋지 않다고 하는 경우는 거의 없다. 모발이 가늘든 건강하든 대부분이 화학 파마와 염색으로 인해 더욱 가늘고 얇아지고 빠졌다고 호소한다. 그리고 심한 경우는 화학 염색약 알레르기가 겹쳐 두피가 가렵고 진물이 난다.

오죽하면 미용실에서도 포기한 고객들이 많다. 더 이상 화학 염색과 파마를 할 수 없다며 돌려보내는 고객들이 점점 많아지고 있다. 미용실 원장님들도 고민이 많다. 고객들을 아름답게 해주기 위해 미용을 하는데 미용실을 자주 오는 고객일수록 모발 상태가 빨리 나빠지는 것을 느낀다. 원장님들의 탓은 아니다. 원장님들은 나름대로 손상되지 않는 좋은 파마약이나 염색약을 구해다 고객을 위해 최선을 다한다. 하지만 아무리 좋은 파마약이나 염색약도 화학이라는 것이 문제이다. 매뉴얼대로 최선을 다해서 시술해도 손상되는 것을 막을 미용 전문가는 없다.

평소에는 미용실을 다녀도 문제가 없다가 어느 날 갑자기 심각하게 손상되는 경험도 한다. 젊을 때야 모발의 수분과 단백질이 꽉 차있어 건강하기 때문에 어느 정도의 화학적인 자극은 견딜 수 있다. 나이가 들면 모발의 수분과 단백질이 빠져 약해진다. 게다가 한두 달에 한 번씩 지속적으로 하는 파마와 염색약이 모발의 껍질(모표피)을 부풀려 손상시키면 그곳을 통해 수분과 단백질이 빠져 나간다. 이로써 모발의 살에 해당하는 모피질은 뼈가 골다공증 걸리듯이 약해져서 평소와 같은 파마약에도 심각하게 타거나 녹는 것이다.

　이렇게 손상되면 임시방편으로라도 모발에 좋다는 트리트먼트를 하게 된다. 상한 머릿결을 좋게 만든다고 하더라도 머리카락 안쪽까지 회복시키는 것은 불가능하다. 일시적으로 좋아 보인다면 모표피의 열려 있는 큐티클 부분을 코팅하는 정도의 일시적인 효과이다. 시중에서 파는 제품이나 미용실에서 사용하는 트리트먼트는 대부분 양이온성 합성폴리머와 양이온 합성계면활성제 성분이다. 손상된 머리카락은 음이온(마이너스 전기) 상태이므로 양이온 성분(플러스 전기)을 발라 서로 달라붙게 표면을 코팅하는 원리에 불과하다.

　트리트먼트를 하면 처음에는 빗질도 잘되고 머릿결이 회복되는 느낌인데 1~2주가 지나면 다시 원래대로 돌아간 경험이 있을 것이다. 처음에는 트리트먼트에 들어 있는 합성수지나 습윤제가 묻어 머리카락에 랩을 씌워 놓은 상태가 되는데 이러한 성분이 두피에도 묻으면 모공이 막히고 피지가 분비되지 않아 새로 나는 모발은 다시 건조한 상태가 된다. 시간이 지나 트리트먼트제가 씻겨 나가면서 모발은 더욱 건조해지는데 여기서 모공이 막히면 모발도 가늘게 나는 원인으로 작용한다. 트리트먼트는 일시적인 효과이고 빠져 나갈 때 머릿결이 더욱 건조해질 수 있기 때문에 최악의 경우는 머리를 자르지 않으면 안 될 정도의 상황이 된다.

🌿 합성 계면활성제에 대한 우려

　여기서 짚고 넘어가야 할 점이 한 가지 더 있다. 일반 헤어 제품에 들어 있는 합성 계면활성제에 대한 이야기이다. 계면활성제는 천연과 화학이 존재하는데 천연은 계란 등에 들어 있어 마요네즈를 만들 때 유화 작용을 하는 레시틴 등을 예로 들 수 있다. 자연에 존재하는 계면활성제는 자연적인 기름 성분과 수분을 섞이게 하는 작용을 하는 것으로 우리가 먹기도 하므로 문제가 되지 않는다. 문제는 화학 물질로 만드는 합성 계면활성제이다. 합성 계면활성제는 피지와 우리 몸을 보호하는 피부장벽을 제거하여 유해한 성분이 우리 몸으로 쉽게 들어가도록 하고 피부 세포에 들어가 단백질을 녹이는 것으로 알려져 있다.

20~40대 여성들도 일반 헤어 제품이나 몸에 바르는 바디 워시나 로션에 신경을 써야 할 때이다. 《도둑맞은 미래(Our Stolen Future)》라는 저서를 남긴 미국의 시어 콜본(Theo colborn) 박사의 연구에 따르면 환경 호르몬에 의한 화학 물질은 20~40대에게 더욱 많은 양이 축적되어 있다고 한다. 그 이유는 나이 드신 분들과 다르게 어릴 때부터 사용하던 베이비로션이나 바디 워시, 화장품, 헤어 제품, 염색약, 파마약 등의 영향이 크다고 밝혔다. 우리가 바르는 제품들이 피부 안으로 흡수되도록 하기 위해 사용하는 합성 계면활성제 자체도 유독하지만, 이를 통해 유해한 화학 성분이 몸 안으로 더욱 쉽게 흡수되는 것이 더 심각하다.

유달리 우리나라는 미용실 수도 많고 파마와 염색을 하는 빈도도 매우 높다. 국산 염색약의 발색력이 좋아 한류붐을 타고 인도 등 외국으로 수출되는 양도 엄청나다고 한다. 발색력이 좋다는 것은 그만큼 성분이 강하다는 의미일 것이다. 건강을 생각한다면 가히 우려스러운 일이 아닐 수 없다.

우리가 건강할 때는 설마 하는 생각에 바르는 것과 먹는 것에 대한 심각함을 잘 모른다. 그러다 암에 걸리기라도 하면 숲속에 있는 요양원에 가서 자연 치유 요법으로 몸에 좋은 것도 먹고 좋은 공기를 찾아다니게 된다. 암에 걸린 다음에 고생스럽게 치료하느라 시간과 노력을 들이는 것이다.

머리도 마찬가지이다. 건강할 때는 머리에 화학 약품을 잔뜩 사용하다가 머릿결이 심각하게 상해서야 천연 전문가를 찾는다. 암에 걸리면 자연 치유 요법이 효과가 있을 수도 있고, 시기를 놓쳐 어려울 수도 있다. 하지만 미용실에서 잘라내라고 할 정도로 사형 선고를 받은 머리카락은 100퍼센트 천연 헤나로 시간과 정성만 들이면 좋아지니 정말 다행이다.

하지만 100퍼센트 천연 헤나도 머리에 팩처럼 꾸준히 발라야 하므로 시간과 노력이 필요하고 평소의 지속적인 관리가 중요하다. 미용실에 가서 화학제품에 내 몸을 맡기고 서비스를 받는 것은 돈만 내면 되니까 쉽고 편하다. 하지만 너무 편한 것만 찾다보면 부작용이 반드시 있게 마련이다. 세상에 공짜는 없다.

본인의 모발이 얇다고 생각되는 경우는 특히나 파마할 때 주의해야 한다. 그만큼 큐티클층이 얇아 쉽게 손상되는 모발이기 때문이다. 가능하면 화학파마나 염색을 피하고 볼륨감 있어 보이는 스타일로 세련되게 커트를 잘하는 것이 머리를 돋보이게 한다. 본인의 모발이 두꺼운 경우도 주의가 필요하다. 머리카락이 두껍고 건강한 경우는 통계적으로 볼 때 흰머리가 빨리 많이 나기 때문에 화학 염색약을 더 자주 사용하는 악순환이 반복된다. 아무리 건강한 머릿결도 화학약품에 장사는 없고 그만큼 화학성분에 자주 노출되는 부작용이 있다. 자주 노출되면 그만큼 머리카락은 손상되고 얇아지고 빠진다. 두껍고 건강한 모발인데다 유전적으로 흰머리가 빨리 난다면 서둘러 초기에 천연 헤나에 대한 정보를 찾아보고 관리하길 바란다. 흰머리가 빨리 퍼지고 나는 것도 어느 정도 예방되고 찰랑거리는 머릿결도 유지할 수 있다.

  모발이 얇은 경우는 얇은 경우대로 두꺼운 경우는 두꺼운 경우대로 함부로 다루지 말아야 한다. 커트를 잘하는 미용실을 찾아 자연스러운 아름다움을 추구하고 천연 헤나에 대한 정보를 접했다면 헤어 팩을 하듯이 주기적으로 관리를 해보자. 이상적인 모발 상태와 두피 상태를 유지하면서 가장 소중한 신체 건강도 베스트로 유지할 수 있다. 화학 염색약과 파마약이 사람을 죽일 수는 있어도 살리는 약은 아니다. 그리고 자녀를 둔 엄마라면 소중한 자녀들에게도 자신의 경험을 바탕으로 틈틈이 머리 관리법을 알려주자.

머리는 1퍼센트의 화학도 원하지 않는다

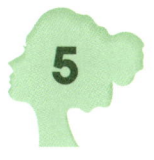

　동네 마트에 가면 초 간단으로 집에서 새치를 커버할 수 있는 염색 제품들이 다양하게 판매되고 있다. 동네 마트뿐만 아니라 약국에서도 손쉽게 구입할 수 있다. 홈쇼핑의 집요한 마케팅도 만만치 않다. TV만 틀면 안사고는 못 배기게 쇼 호스트들이 쉴 새 없이 떠들어댄다. 그것도 패키지로 묶어 양이 엄청나다. 이래서 싸다, 저래서 싸다, 좋은 성분이 많이 들어 있다며 화학 염색약을 마치 영양제처럼 판매한다. 화학 염색약에 화학 성분이 들어가 있지 않으면 기본적으로 염색이 되지 않는다. 그럼에도 불구하고 화학 염색 성분에 대한 언급은 피하고 내세우고 싶은 좋은 성분만 강조하기에 여념이 없다. 화학 염색약은 간단하고 빠르게 염색이 될수록 더욱 강력한 화학 성분이 들어 있다고 보면 된다. 30초, 버블초스피드, 샴푸형 등등 집에서 할 수 있는 제품들이 쏟아져 나오는데 겁이 날 정도이다.

🌱 집에서 셀프 염색은 피하자

산업화가 이루어지면서 공장에서 물건이 대량으로 생산되고 있다. 세계적인 산업화를 기점으로 소비자의 수요보다 공급이 초과하는 시대이기 때문에 소비자들이 일상적으로 접하는 정보는 홍수를 이룬다. 때문에 소비자들도 판매자들보다 정보도 많고 똑똑한 시대이다. 그런 까닭에 화학 염색도 집에서 셀프로 하는 경우가 폭발적으로 늘어나고 있다. 미용실도 울상이다. 기본적으로 새치 염색 정도는 집에서 간단하게 바르기만 하면 되는 제품을 손쉽게 구할 수 있다 보니 미용실에 오는 손님들도 크게 줄고 있다. 요즈음은 건물마다 미용실을 한 군데씩은 볼 수 있다. 필자가 사는 광교신도시도 건물 하나당 하나씩 프랜차이즈 미용실이 2~3층에 대규모로 자리 잡고 있고, 1층에도 커트, 염색 전문점이나 소규모 미용실이 또 들어선다. 미용사 과잉 공급으로 미용 기술을 배워서 돈을 쓸어 담던 시대는 지난 것 같다.

필자가 지금부터 하는 말은 운영이 어려운 미용실 원장님들을 위해 소비자에게 주머니를 열라고 하는 의도는 아니다. 소비자들 본인을 위해 가능하면 화학 염색은 집에서 하지 말고 반드시 미용실에 하기를 권한다. 집에서 셀프로 하는 화학 염색은 위험하다. 아무리 좋은 화학 염색약이라도 기본적인 유독한 화학 성분이 들어 있다는 사실을 간과해서는 안 된다.

화학 염색약을 바를 때 셀프로 바르든, 식구들을 발라주든 흰머리를 커버하기 위해 두피에 닿지 않게 바를 수 있을까? 그리고 화학 염색약을 씻어낼 때 눈에 들어가지 않게 뒤로 감을 수 있을까? 불가능한 일이다. 그런 분은 없겠지만 특히 더 당부하고 싶은 것은 화학 염색약을 씻어낼 때 옷을 벗고 샤워와 동시에 서서 머리를 뒤로 감는 것을 절대 하면 안 된다. 화학 성분이 흡수력이 높은 예민한 부분(예를 들어 생식기, 등, 턱, 뺨)까지 닿아 온몸으로 흡수된다.

한국 소비자원이 실시한 '염모제 실태 조사 결과'에 따르면 염모제에 의한 부작용 신고 건수 가운데 자가 시술이 절반 이상을 차지하고 있다. 집에서 셀프로 화학 염색을 해본 소비자들은 모두 느낄 것이다. 하면서 눈이 시리고 냄새도 지독하고 몸에 안 좋은 걸 알면서도 한다는 사실을 말이다. 게다가 바르거나 샴푸할 때 눈에 들어가면 시신경을 손상시킨다. 시간이 초과되거나 두피에 과도하게 발릴까 봐도 걱정이다. 머리는 뇌가 들어 있는 중요한 부위이다. 1퍼센트의 화학도 원하지 않는다. 음식은 무농약 야채를 찾아 먹으면서 머리에는 잔류 농약의 몇 배에 해당하는 유독 물질을 바르는 아이러니한 세상이다. 음식은 간에서 해독이 되고 아주 유독하면 토해낼 수 있지만 피부로 들어가는 경피독(經皮毒 : 피부를 통해 흡수되는 독성)은 간에서 해독이 안 되고 몸 안에 잔류한다.

얼마 전 인터넷으로 파마약을 검색하다가 셀프 파마약도 판다는 사실을 보고 깜짝 놀랐다. 모두 전문가가 정확한 시간을 준수하면서 올바른 시술법으로 해야 하는 화공 약품인데 너무 남용되고 있어 걱정이다. 파마약이나 염색약을 두피에 바르는 순간 따갑고 가려워서 하기 싫거나 기피하는 소비자들도 많다. 새치가 빨리 나서 고민인 20대 고객이 있는데 화학 염색약을 바르는 순간 이건 몸에 너무 안 좋은 거라는 생각이 본능적으로 들었다고 한다. 이런 소비자들을 그나마 다행이다. 이런 저런 화학제품을 다량으로 사용해도 아무렇지도 않다는 무딘 소비자가 문제이다. 그만큼 많은 양에 노출

될 가능성이 높기 때문이다.

화학 염색약은 기본적으로 피부에 패치테스트를 하게 되어 있다. 알레르기 가능성이 천연에 비해 몇 배가 높고 강력하기 때문이다. 하지만 미용실 현장에서는 화학 염색을 하기 전에 패치테스트 하는 경우를 거의 본 적이 없다. 소비자들도 아마 독한 염색약을 머리가 아닌 다른 부위에 바른다면 팔뚝이나 목 같은 곳을 순순히 내어주지는 않을 것이다. 본능적으로 위험하다는 것을 알기 때문이다.

🌿 미용업에 의한 심각한 환경오염 문제

경제 논리에 따라 소비, 즉 수요가 줄어들면 공급도 줄어든다. 소비자가 소비하지 않고 찾지 않으면 많이 만들어지고 배출되지도 않을 것이다. 통계청 자료에 따르면 2017년 기준 전국 미용실 업체 수가 13만 개에 이른다고 한다. 하루에 파마약과 중화제(인체에 치명적인 강산성) 및 염색약을 한 업소에서 1리터만 사용한다고 가정했을 때 월 3,900톤에 이르는 파마약과 염색약이 하수도로 배출되는 것이다.

가까운 나라 일본도 마찬가지로 문제가 되고 있는데, 우리나라도 미용실에서 사용하는 화학 염색약과 파마약은 정화 장치를 거치지 않고 그대로 하수구로 흘려보낸다. 만일 이러한 성분이 의료업계나 식품업계에서 사용된다면 엄격하게 관리될 터인데, 이미용업은 예외인 상황이라 안타깝다. 우리가 몸에 바르고 다시 그 물이 하수도로 흘러들어가 순환되고 있다는 사실에 대한 의식을 가지고 화학제품 사용을 줄이는 방법이 최선인 상황이다.

이미용업에 종사하는 분들도 화학제품에 대한 경각심과 주의가 필요하다. 가능하면 고객을 시술할 때 장갑을 반드시 착용해서 손에 묻지 않도록 하고, 샴푸할 때도 가급적 맨손으로 하지 않았으면 하는 바람이다. 하루 종일 매장에도 파마약과 염색약 냄새가 오래 머물게 된다. 호흡기로도 화학 성분을 마시게 되므로 자주 환기를 실시하여 고객과 미용인들의 건강을 생각했으면 하는 바람이다. 뭐니 뭐니 해도 일하는 분들은 나이가 들수록 건강이 우선이다.

미용 선진국인 일본에서는 이미 30년 전부터 100프로 천연 헤나 보급이 시작되었다. 과거 헤나에 대해 다양한 저서를 집필했으며 최근 들어 《최고의 헤나를 찾아서》라는 책을 낸 모리타 가나메라는 분이 있다. 이 저자는 미용사로서 30년 전부터 천연 헤나 보급 및 연구에 앞장서 왔다. 게다가 이미 20년 전부터 커트와 100퍼센트 천연 헤나만을 취급하는 특화된 미용실 정착 및 교육에 앞장서고 있다. 일본에서도 최고 부촌으로 알려져 있는 도쿄의 아오야마 지역에 모리타 저자의 매장이 위치하고 있다. 시술하는 비용도 우리보다 훨씬 고가임에도 환경을 생각하고 건강을 생각하는 소비자들이 현명한 선택을 하고 있어 폭발적인 매출을 기록하고 있다.

한국에도 약 20년 전부터 제대로 된 100퍼센트 천연 헤나 보급이 이루어지기 시작했다. 그때도 강남 등에서 여유 있는 소비자를 중심으로 유행이 시작되었는데 그 당시에는 IMF라는 경제위기를 지난 지 얼마 되지 않아 가격이 부담스러운 수준이었던 것으로 기억된다. 그러한 과정을 거쳐 우리도 이제 어느 정도 먹고 사는 데 지장이 없는 선진국의 문턱에 이르면서 천연 헤나도 대중화의 길로 접어들고 있다. 그럼에도 불구하고 진정한 천연 헤나 소비자는 아직까지 전체 인구의 1퍼센트에도 미치지 않는 수준이다.

　전국적인 천연 헤나 열풍에 힘입어 다양한 제품이 쏟아져 나오고 있는데 일본에서도 이미 30년 전에 그러한 과도기를 거쳤다. 화학이 섞인 제품, 천연이지만 위생상 불량한 제품, 유효성분이 거의 들어 있지 않은 제품 등 정확한 데이터 없이 마구잡이로 제품들이 유통되었다. 일본에서는 '국민 생활 센터(우리나라의 한국소비자원과 유사한 기관)'라는 곳에서 제품에 대한 조사가 이루어졌다. 우리나라도 천연 제품에 대한 기준이나 성분 조사와 더불어 소비자가 정확한 제품을 제대로 선택할 수 있는 상세한 가이드라인 마련이 필요한 시점이라고 생각된다. 참고로 우리나라에서는 '한국소비자원'에서 이러한 역할을 담당하고 있다. 해당 사이트에서 '염모제'라고 검색하면 안전 실태조사 등의 보고서를 찾아 볼 수 있으니 참고하길 바란다. 환경을 생각하고 건강을 생각하는 소비자들의 의식 있는 현명한 선택이 더욱 중요한 시기이다.

천연만이
화학을 케어한다

"저는 머릿결이 항상 뻣뻣해서 남편이 매일 돼지털 같다고 놀렸어요. 그런데 100퍼센트 천연 헤나로 염색하고 나서는 머릿결이 좋아졌다며 저보다 더 좋아 한답니다"

   3년 전 매장을 찾아온 고객이 한 이야기이다. 모발이 건강하고 숱도 많은 편인데다 일찍부터 새치가 나서 전체가 백발인 상태로 필자를 찾아 왔다. 이 고객은 얼굴이 아주 예쁘고 매우 천연 지향적인 분이었다. 그러나 그 동안 얼마나 오랫동안 화학 염색에 시달리셨는지 두피를 보고 깜짝 놀랐다. 거의 두피가 화상 수준인데다 화학 염색 트러블이 심해서 귀 뒤로 진물이 흐르는 상태였다.

🌿 아무리 건강한 모발도 화학에는 장사 없다

   15년간 천연 헤나를 사용하면서 오랫동안 수 천 명의 고객과 상담

하고 모발을 케어하면서 두피와 모발에 다양한 문제를 가지고 있는 분들을 접하고 있다. 위에서 언급한 분과 같이 숱이 매우 많고 모발이 건강한 분들은 유독 미인이 많다. 삼단 같은 머릿결을 가진 미인형이다. 그런데 안타까운 점은 이런 분들이 새치나 흰머리가 빨리 생기고 많다는 특징을 보인다는 것이다. 미인형이고 멋쟁이가 많다 보니 조금만 새치가 보여도 못 견뎌서 자주 화학 염색을 한다. 그러다 보면 순식간에 전체 백모가 되는 건 시간문제이다.

흔히들 모발이 가늘고 약한 분들이 100퍼센트 천연 헤나로 효과를 본다고 알려져 있다. 하지만 필자의 오랜 현장 경험상 머리숱이 많고 건강한 분들은 흰머리가 빨리 날 가능성이 높기 때문에 조기에 새치가 보이면 서둘러 관리를 해야 한다. 게다가 두꺼운 모발을 평소에 원하던 찰랑거리는 머릿결로 만들 수 있다. 덤으로 천연 헤나의 신비로운 효과로 흰머리도 예방할 수 있다. 모발이 얇고 가늘어서 고민인 분들은 두꺼운 모발을 가지신 분들보다 확률적으로 흰머리나 새치가 덜하다. 참 세상은 공평하다고 생각된다. 머리카락이 약한데 흰머리까지 빨리 나서 화학 염색에 빨리 자주 노출된다면 결국은 가발을 써야 할 정도로 속이 훤해진다.

머릿결도 건강하고 숱도 많고 흰머리도 거의 나지 않는 고객도 어쩌다 볼 수 있다. 정말 모두 부러워하는 드문 경우이다. 본인이 가지고 있는 모발이나 두피가 건강하고 아무 문제가 없다면 화학 염색이나 파마를 하지 않고 커트로만 관리한다는 조건하에 천연 헤나로 찰랑거리는 머릿결에만 욕심을 내면 될 것이다. 그런데 흰머리가 빨리 나는 경우라면 이야기가 달라진다. 일단은 흰머리가 빨리 번지지 않도록 쿨링 관리를 하면서 화학 염색은 가급적 피해야 한다. 산화염모제인 화학 염색약을 두피에 바르게 되면 산화염료인 1제와 과산화수소인 2제가 혼합되면서 산화 반응열이 발생한다. 이 반응열에 의해 두피가 열을 받고 심하면 두피 화상(특히 탈색제에 의한 화상이 심각함)이나 탈모로 이어진다.

고민이 있어 신경을 많이 쓰거나 화가 많이 나서 머리가 뜨거워지면 흰머리가 갑자기 확 퍼지는 경험을 하게 된다. 휴식을 취할 때 "머리 식히러 간다"고 하듯이 머리는 식혀 주어야 모발이 안 빠지고 흰머리도 빨리 번지지 않는다. 평소에 스트레스를 관리하고 신경을 덜 쓰도록 노력해야 하겠지만 현실이 녹록하지 않은 관계로 우리는 항상 바쁘고 스트레스에 노출되어 있다. 얼굴에는 오이라도 썰어서 붙이고 팩도 사서 냉장고에 넣어 두었다가 붙이면서 신경을 쓰지만 두피에는 적당한 관리가 어렵다.

🌿 헤나의 기원과 알려진 효과

헤나는 기원전 고대 이집트 시대부터 사용되어 온 식물로서 헤나꽃의 향은 성서에도 언급되어 있다. 클레오파트라가 안토니우스를 처음 만났을 때 배의 돛에 사용한 것으로 알려진 매혹적인 향수에도 헤나가 원료로 사용된 것으로 기록되어 있다. 잎에는 적색 색소인 로소니아가 들어 있어 고대 시절부터 눈썹이나 손발톱, 머리카락을 염색하는데 사용되어 왔다. 5000년 이상의 역사를 가진 인도의 전통 의학 아유르베다(Ayurveda)에는 피부병 예방, 외상, 화상 등의 치료약으로 사용된다.

인도에서는 신에 대한 제사나 축하할 일이 있을 때 여성들이 피부에 헤나로 문신을 하는데 이를 '메헨디(mehendi)'라고 한다. 결혼식 전야에 신부의 손발에도 화려하고 정교한 헤나 문신을 하여 안 좋은 기운을 물리치는 역할을 한다고 믿는다. 헤나는 3~6m 정도의 키가 작은 저목으로 녹색 잎은 길이 2cm, 폭 1cm 정도의 타원형을 나타낸다. 작은 베이지색의 꽃이 피는데 재스민과 유사한 향이 나서 고대 시절부터 향수로 애용되어 왔다.

20세기 들어 철도, 항공 등의 교통이 급속도록 발달하면서 세상은 너무나도 빨리 돌아가고 있다. 게다가 인터넷과 통신이 발달하면서 세계 어디든 연결하는 시대가 되었다. 지금이 100년 전 조선시대라면 상상도 못할 정도로 세상은 천지개벽 수준으로 급변하고 있다. 이처럼 교통이 발달하지 못했다면 상상도 못할 먼 나라 인도에서 주로 자라는 식물이 바로 '헤나(학명 : Lawsonia inermis)'이다. 넓디넓은 인도 중에서도 '헤나'가 유명한 곳이 라자스탄(Rajasthan) 지역이다. 이곳은 인도 중에서도 가장 인도다운 풍광을 자랑하는 곳으로 낮 평균 기온이 50도, 밤에는 10도로 일교차가 크다. 사막 지대로서 덥고 강수량이 적어 사람이 살기에 부적합한 지역이지만 '헤나'가 자라기에 최적의 환경을 자랑하고 있다.

이처럼 뜨거운 지역에서 자라는 탓에 헤나는 식물 자체가 시원한 성질을 가지고 있다. 그렇지 않으면 뜨거운 환경을 견딜 수 없기 때문이다. 100퍼센트 천연 헤나 잎은 인도 현지에서 수확하여 잘 말린 후에 미세한 가루로 만들어 유통된다. 미세한 가루로 만들어진 헤나를 물에 개어 머리에 헤나 팩을 한다. 헤나 팩의 '쿨링 작용'을 통한 모공의 수축 작용과 모발의 '수렴 작용', 두피의 '항산화 작용'을 통해 두피와 머리카락을 케어 하는 원리이다.

필자는 무엇보다도 스트레스로 인한 두피, 모발의 문제로 고민이 많은 현대인들에게 천연 헤나의 쿨링 작용이 가장 우선적인 효과라고 말하고 싶다. 헤나 팩을 바를 때의 청량감과 녹차향의 힐링감이 바르는 순간 몸으로 느껴진다. 모발이나 두피에 문제가 없는 경우도 헤나의 힐링 효과를 통해 누구나 부러워하는 모발을 계속 유지할 수 있다. 건강도 머리카락도 좋을 때 지키는 것이 가장 중요하다고 필자는 강조하고 싶다.

헤나는 자연의 고마움을 항상 느끼게 해 준다. 헤나는 단순히 공장에서 생산하는 염색약이나 트리트먼트 제품이 아니다. 저 멀리 뜨거운 곳에서 농부들이 헤나 잎을 하나하나 힘들게 수확하여 정성스럽게 말려서 곱게 가루로 만든 정성을 생각하고 내 몸을 위해 음미하면서 바른다면 효과는 배가될 것이다. 산업화로 인해 미용시장은 아름다워지기 위해 어마어마한 제품을 만들어왔다. 하지만 아름다워지기 위해 만들어진 제품들이 두피와 모발의 근본적인 아름다움을 해치는 아이러니를 낳고 있다. 아무리 우수한 화학 성분이라도 천연의 회복 능력을 따라올 수가 없다.

화학으로 손상된 머리카락은 화학제품으로는 근본적인 케어가 불가능하다. 앞에서 설명한 바와 같이 일시적이고 표면적인 개선은 느낄 수 있지만 바르고 시간이 지나면서 화학 성분이 다시 문제를 일으킨다. 현대인들은 대부분 간편함과 편리함만을 지나치게 추구한다. 간편함과 편리함을 추구하기 위해서는 화학 성분이 필수이다. 간편하고 편리하게 살기 위해 우리는 우리의 몸과 환경을 서서히 죽이고 있는 것이 아닌가 반성하게 된다.

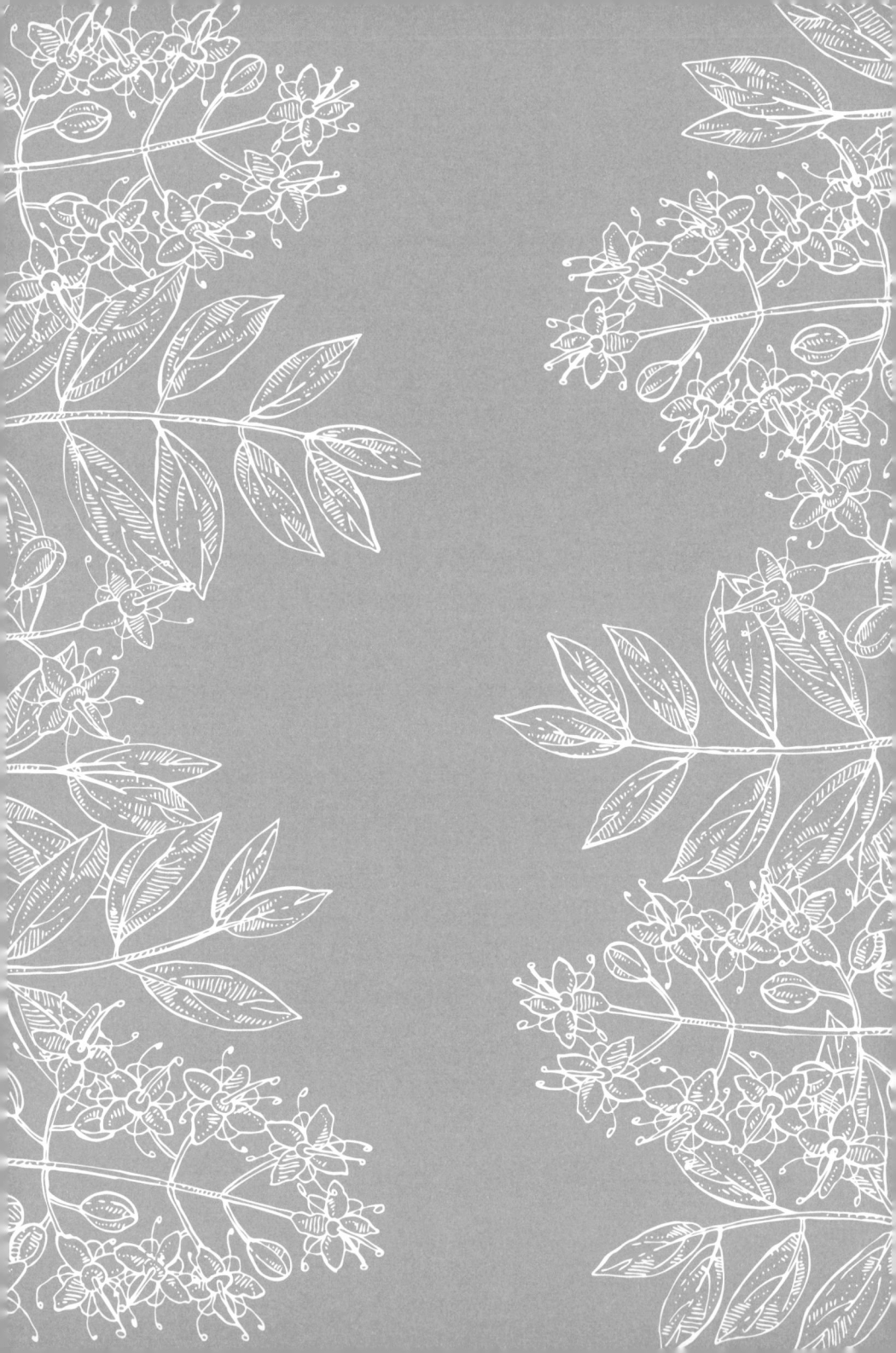

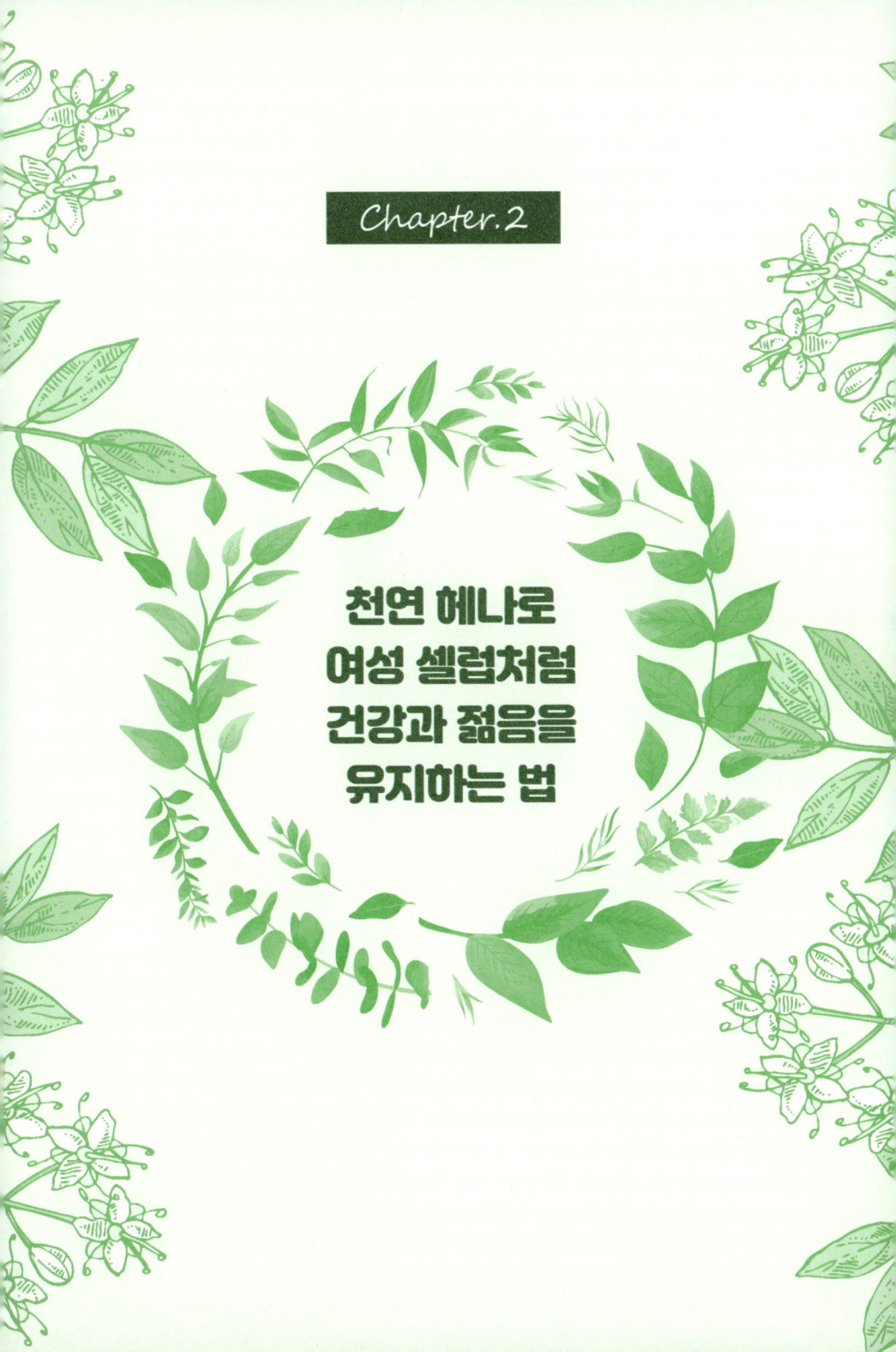

Chapter. 2

천연 헤나로
여성 셀럽처럼
건강과 젊음을
유지하는 법

연예인도 울고 갈
상상 그 이상의 머릿결

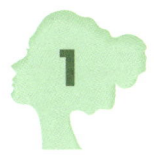

TV를 틀면 온갖 다양한 광고들이 홍수를 이루는 시대이다. 너도 나도 자기네 물건 좀 봐달라고 아우성이다. 거기에 홈쇼핑 채널까지 가세하여 소비자는 하루 종일 광고에 노출되어 있다. 게다가 손에 들고 다니는 핸드폰으로 키워드만 검색해도 눈앞에 광고들이 튀어나온다. 바야흐로 소비자 전성 시대이다. 물건은 쏟아져 나오니 팔아야 하는 입장에서는 광고하지 않으면 선택받지 못하니 말이다.

🌿 머릿결이 나빠지는 원인

과거 샴푸 광고가 자주 나오던 시절, 비단 같은 머릿결을 자랑하며 몸값이 가장 높은 여자 연예인들이 출연했다. 마트에서 구입할 수 있는 공산품으로 대부분이 화학 샴푸이다. 지금은 워낙 소비자들이 까다로워서 시중에 파는 화학 샴푸보다 천연 샴푸나 고가로 수

입되는 탈모 샴푸 또는 모발에 순한 약산성 샴푸 등을 선호한다. 머릿결이 좋아진다고 광고하던 화학 샴푸는 과연 머릿결을 좋아지게 할까? 경피독(經皮毒 : 피부를 통해 흡수되는 독성)에 의한 화학 샴푸의 문제점이 알려지면서 소비자들은 가능하면 천연 성분이 들어 있는 샴푸를 찾고 있다. 심지어 샴푸를 하지 않는 노푸족(NO 샴푸(Shampoo)의 준말로 화학 물질이 들어간 샴푸를 사용하지 않고 베이킹 소다나 식초를 이용해 머리를 감는다는 뜻)까지 등장했다.

샴푸의 원리를 잠깐 살펴보기로 하자. 지금은 머리를 샴푸로 감는 것이 당연하지만 아주 예전에는 샴푸가 아닌 비누로 머리를 감기도 했다. 샴푸가 안 좋다고 하니 비누로 머리를 감는 경우도 있는데 시중에 판매되는 비누는 대부분이 알칼리성이다. 알칼리성 세제는 주로 때를 빼기 위한 용도로 만들어지기 때문에 모발에 자극이 심해 머릿결을 손상시킨다. 게다가 비누 성분이 물속에 있는 금속 성분과 결합하여 비누 때를 만든다. 이것이 두피에 남아 자극이 되어 탈모를 유발하기도 한다.

비누나 샴푸가 없으면 두피와 머리카락의 때를 제거하지 못하는 것으로 알지만, 실제로는 미온수로만 충분히 헹구어도 두피와 모발의 때와 피지는 80퍼센트 정도 제거된다. 나머지 20퍼센트를 세정제인 샴푸가 씻어내는 것이다. 따라서 강한 알칼리성 세제를 사용하여 피지를 지나치게 제거하면 두피는 오히려 피지가 부족하다고 판단해서 피지를 과잉 분비한다.

게다가 청소나 설거지할 때 사용하는 알칼리성 세제를 맨손으로 사용하면 손이 거칠어지듯이 알칼리성 샴푸도 모발을 건조하고 거칠게 만든다. 피부의 pH(산도)가 약산성이기 때문에 가능한 천연 계면활성제 성분이 들어 있는 순한 저자극의 약산성 샴푸가 두피와 모발에 적합하다.

앞에서 언급한 바와 같이 파마와 염색 등과 같은 강알칼리와 강산성을 모발에 자주 바르면 두피와 모발이 심한 자극으로 손상된다. 여기에 자극이 심한 비누나 샴푸를 사용하면 모발은 더욱 건조해지고 푸석해진다.

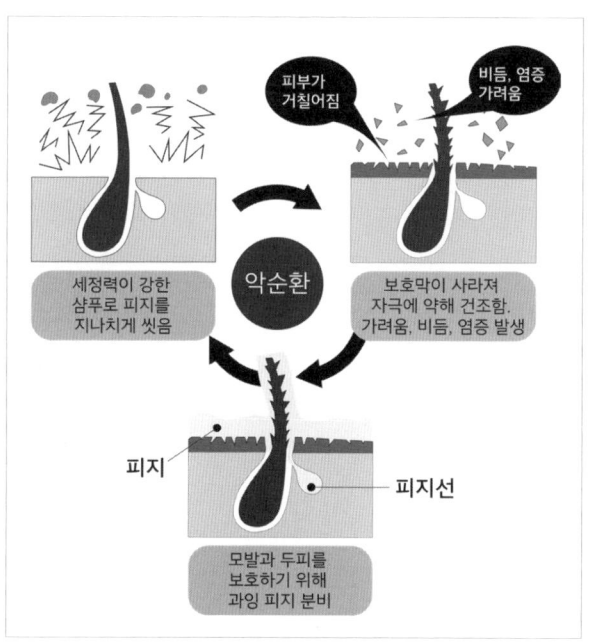

과잉 피지가 모공을 막아 지루성 두피 및 탈모 유발

아무리 천연 성분이라도 샴푸를 많이 사용하는 것은 공해일 수 있다. 샴푸를 조금씩 쓰면서 제대로 샴푸하는 방법은 의외로 간단하다. 일단 물을 충분히 묻혀 충분히 헹구어 준다. 물로도 두피와 모발의 더러움이 충분히 제거되므로 물기가 충분한 상태에서 저자극의 천연 약산성 샴푸를 소량 짜서 두피와 머리카락을 충분히 마사지 해준다. 그리고 2~3분 후에 맑은 물로 충분히 헹구어 주면 된다.

사용 중인 샴푸나 세제가 알칼리성인지 약산성인지 궁금하다면 확인하는 방법이 있다. 문구점에서 리트머스 종이를 구입해 비눗물을 적셔보면 쉽게 판단할 수 있다. 두피와 모발이 자꾸 건조하고 푸석거린다면 사용하는 샴푸를 한 번 점검해보아야 한다. 그리고 샴푸 후에 사용하는 린스나 컨디셔너는 모발 표면에 막을 형성해서 부드럽게 만드는 역할을 한다. 따라서 두피에 막을 형성해 탈모의 원인이 되므로 두피에 닿지 않도록 사용한다.

그리고 미용실에서 손상된 모발에 권하는 트리트먼트도 모발 내부의 손상을 회복시키지는 못한다. 이는 대부분 양이온 합성폴리머와 양이온 합성계면활성제 성분으로 이루어진다. 모발이 손상된 부분은 음이온(마이너스)을 나타내므로 양이온을 바르면 서로 달라붙어 (플러스와 마이너스가 합쳐짐) 표면을 코팅시키는 원리이다. 따라서 이러한 화학제품도 근본적인 모발 재생보다는 일시적이고 표면적인 효과에 그친다.

🌿 근본적인 머릿결 재생 솔루션

연예인들도 방송에 나올 때는 돈을 많이 들여 미용실에서 머리를 관리하고 나온다. 평소에도 모델들처럼 매끈하고 윤기 나는 건강한 머릿결을 자랑하기 위해서는 근본적인 천연 관리가 중요하다. 100퍼센트 천연 헤나는 대부분 주변 지인들의 머릿결을 보고 문의하는데 소비자가 눈으로 확인하고 직접 찾는 제품이다.

일본은 1990년대, 한국은 2000년대 들어 화학 염색 시장이 크게 팽창하였다. 그만큼 소비자들의 두피와 머릿결이 상해가고 있다. 길거리를 다녀보면 샴푸 모델처럼 찰랑거리는 머리를 좀처럼 찾아볼 수 없는 이유가 바로 여기에 있다. 그래서 천연 헤나를 알고 쓰는 소비자들의 머릿결이 더욱 돋보이는 이유이다. 천연 헤나로 머리를 관리하면 일단 머릿결이 건강해지고 좋아져 자꾸만 손이 간다.

천연 헤나는 근본적인 모발 트리트먼트제로서 기능이 탁월한 식물이다. 헤나의 잎은 차가운 성질을 가지고 있음과 동시에 두피와 모발에 탁월한 수렴 작용을 한다. 이러한 수렴 작용과 쿨링 효과로 인해 두피가 건강해지기 때문에 처음 천연 헤나를 접하는 소비자들은 머리카락이 확실히 덜 빠진다고 공통적으로 표현한다.

모발에는 수렴 작용과 함께 로소니아(Lawsonia)라는 핵심 성분이 결합되어 손상된 큐티클층을 메우기 시작한다. 일반적인 손상모는 보통 처음에 5회 연달아 헤나 팩을 하게 되는데, 이는 한 번 할 때마다 헤나의 로소니아 성분이 약 20퍼센트 정도 흡수되기 때문이다. 5회 연달아 하게 됨으로써 일반 손상모가 거의 회복되는 원리이다. 천연이기 때문에 면역이 떨어지거나 풀 알레르기만 없다면 초반에 하루 이틀 간격으로 연달아 할 수 있다.

천연 헤나를 찾는 현대인들은 대부분 모발 상태가 건강하지 않다. 하지만 최근에는 모발 상태에는 문제가 없지만 화학에 예민한 소비자층이 다행히도 크게 늘고 있는 추세이다. 그래도 대부분이 모발을 상당히 혹사시킨 상태로 천연 헤나를 접하게 된다. 처음에 파우더 상태의 천연 헤나를 개어 모발에 바르면 내 머리 상태를 점검해볼 수 있다. 처음 했는데도 모발이 금세 좋아졌다면 손상도가 아주 심각한 정도는 아니다. 5회 정도면 거의 회복되는 손상 수준이다.

한편 처음 헤나 팩을 했는데 하기 전보다 모발이 더 뻣뻣하고 손이 들어가지 않을 정도라면 모발의 손상도가 매우 심각하다고 보아야 한다. 이런 경우 약 3회 정도가 지나야 비로소 머리카락에 손이 들어갈 정도로 회복이 된다. 극손상모인 경우는 5회가 아닌 추가적인 헤나 관리를 통해 모발이 더 개선될 수 있다는 점을 염두에 두길 바란다. 모발이 수렴 작용과 천연 성분의 개선 작용을 통해 좋아지면 횟수를 거듭할수록 윤기와 탄력, 볼륨감이 크게 좋아진다.

천연 헤나로 관리한 모발은 현장에서 매일 머리카락을 다루는 미용사들도 인정하는 머릿결이다. 머릿결에 탄력이 있어야 커트를 해도 모양이 살아나는데 모발에 힘이 없고 부스스하면 어떻게 커트를 해도 스타일을 살릴 수 없다. 유명하고 오래된 미용사들은 커트만으로도 스타일을 살린다. 파마를 하지 않고도 볼륨감과 세련된 스타일을 만들 수 있어 미용 장인들은 커트만으로 승부하는 경우가 많다.

2000년대부터 화학 염색이 크게 유행하면서 미용사들의 고민도 깊어지고 있다. 미용실에서 화학 염색과 파마를 하면 할수록 고객들의 머리카락이 자꾸 손상되는 게 눈에 보이기 때문이다. 심하게 손상되어 손을 쓸 수 없는 고객이 늘어가는 가운데, 한동안 뜸하게 오지 않던 고객이 천연 헤나로 모발을 살려서 나타나면 적지 않은 충격을 받는다. 아무리 해도 살릴 수 없었던 머릿결이 갑자기 좋아져서 나타난 까닭이다. 이러한 고객이 점점 늘면서 화학 염색 수요가 천연 헤나 시장으로 이탈하는 경우가 많아지고 있다.

최근 들어 미용사들이 천연 헤나를 찾는 이유가 바로 여기에 있다. 현명한 소비자들로 인해 미용사들이 오히려 한 수 배우는 경우가 많아 미용 현장에서 민망한 상황도 자주 발생한다. 천연 헤나에 대해 알고 적극적으로 대응하는 미용실과 화학제품만으로 승부하는 미용실은 경쟁력에서 차이가 나기 마련이다. 고객의 건강과 근본적인 아름다움을 생각해 천연 헤나를 배우는 미용인들이 점점 늘어나는 것은 매우 바람직한 일이다.

100세 시대,
백발은 아직 너무 이르다

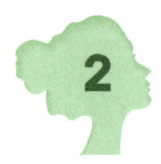

　60대에 접어든 고교 동창생 모임에서 있었던 일이다. 10명이 넘는 동창생들이 모여 강원도로 2박 3일 여행을 떠나기로 했다. 다들 여행에 들떠 한껏 멋을 부리고 바다가 보이는 숙소도 잡아 즐거운 여행에 나섰다. 인터넷으로 검색해 맛집을 돌아다니며 맛있는 것도 먹고, 고교 시절을 생각하며 회춘하는 기분으로 수다도 실컷 떨었다. 피곤해서 숙소로 돌아온 일행들. 모두 피곤했던지 깨끗이 씻고 화장도 지우고 옷도 잠옷으로 갈아입은 후, 다들 일찍이 잠자리에 들 준비를 하고 있었다. 그중에 흰머리가 일찍부터 나는 바람에 염색도 귀찮고, 염색할 때마다 두피 상태가 좋지 않고 몸에 해로울 것 같아 백발로 다니던 친구가 한 명 있었다.
　그런데 밤이 되자 화장도 지우고 옷도 잠옷으로 갈아입으니 평소에 흰머리로 다니던 친구가 머리 때문에 나이가 너무 들어 보였다는 것이다. 이에 이구동성으로 친구들이 염색 좀 하라고 난리였단다. 아직 60대 밖에 안 돼서 얼핏 보면 50대 초반이라고 해도 아직 믿을 나이였다. 그런데 친구 하나가 백발로 다니니 나머지 친구들까지 모두 할머니로 보여서 안 되겠다는 게 잔소리의 이유였다. 본인도 사정이 있어서 염색을 안 하거나 못한 것일 텐데 말이다. 우리나라 사람들은 다른 사람들한테 관심이 많아 친구들끼리도 불필요한 잔소리를 많이 하는 편이다. 아무리 친구라도 어찌 보면 상대방에게 실례가 될 수도 있는 일이다.

🌱 재취업을 위한 머리의 안티에이징

40대가 넘어가면 나이의 상징인 새치가 한 가닥 두 가닥 나기 시작한다. 아무리 나이 탓이라고 해도 몇 가닥씩 보이는 새치가 늙어 보이는 것 같아 여간 신경 쓰이는 게 아니다. 40~50대에는 조금이라도 나이 들어 보이는 게 싫어서 신경 써서 어떻게 해서든지 흰머리를 커버하게 된다. 그런데 60대가 넘어 가면 외모에 신경도 덜 쓰게 되고 흰머리 염색도 귀찮아져 하얗게 백발로 다니는 사람들도 종종 보인다.

요새는 영양 상태가 좋아서 그런지 화장품이 좋아서 그런지, 60 넘은 분들도 얼핏 피부나 외모는 40~50대로 보이는 경우가 많다. 그리고 나이 들수록 나이 밝히기 싫어지고 함부로 예측해서 말하는 것도 실례가 된다. 모발 상태에 따라 10년이 젊어 보이기도 하고, 10년 이상 더 늙어 보이기도 한다. 머리와 얼굴의 나이 균형이 맞지 않으니 주변에 있는 친구들이나 남편, 가족들이 잔소리를 하는 것이다.

오죽하면 80대가 넘은 필자의 친정아버지도 당신은 귀찮다고 진작 호호백발로 다니시면서 친정 엄마가 한두 달 염색을 하지 않고 다니면 나이 들어 보이니 염색 좀 하라고 잔소리다. 80대가 넘어 만사가 귀찮을 나이임에도 친정 엄마가 흰머리 염색을 하는 이유이다. 다행히 딸이 때가 되면 머릿결이 좋아지는 천연 헤나 염색을 신경 써서 해주니 10년 전 상태가 안 좋아서 쓰던 부분 가발도 지금은 쓰지 않으신다.

필자의 남편도 50대 후반인데 대학교 때부터 새치가 나기 시작해 지금은 거의 전체 백발인 수준이다. 남자들은 머리가 짧아 2~3주만 염색을 안 해도 귀 옆으로 흰머리가 금방 도드라진다. 겉으로 보기에는 40대 같은데 흰머리가 성성하면 나이만 들어 보이는 게 아니라 혈색도 더 칙칙해 보이고 배우자가 남편 머리 관리도 안 해 주는 것 같아 주변 시선이 여간 신경 쓰이는 게 아니다. 결혼을 하고 나서 보니 시아버님도 평생 화학 염색을 하시고 탈모가 심해서 지금은 정수리에 머리카락이 몇 가닥 남지 않았다. 그래서 거의 베레모를 쓰고 다니신다. 탈모도 흰머리도 유전인지라 심히 걱정이 되었다. 그래서 귀찮아도 필자가 2~3주에 한 번씩 남편 흰머리 커버 및 탈모 관리 차 천연 헤나로 염색을 해준다. 약 15년간 천연 헤나를 사용해서 그런지 유전적인 요인을 극복하고 건강한 헤어스타일을 유지하고 있다.

지금은 100세 시대이기 때문에 남자들도 50~60대에 1차 은퇴를 하고도 재취업하는 경우가 많다. 만일 재취업이 어렵다면 창업 전선에 뛰어들어 자영업의 길로 들어선다. 즉, 과거처럼 자식들에게 의존할 수 없는 시대라 먹고사는 문제가 걸려 있어 은퇴했다고 쉽게 쉴 수가 없는 나이이다. 물론 경제적으로 여유가 있다면 은퇴해서 30년간의 고생을 보상이라도 하듯 푹 쉴 수 있다. 하지만 아직 신체 나이가 젊기 때문에 부부끼리 매일 얼굴 맞대고 쉬는 것도 1~2년 이면 한계에 달한다. 일을 계속 하면서 쉬어야 휴식이 소중하고, 삶의 활력도 생기는 법이다. 과거에는 60대가 넘으면 의례히 집에서 쉬는 게 당연했지만 지금은 작고하신 방송인 송해처럼 능력 있는 시니어들이 사회 활동을 더 오래 지속한다.

자영업을 하든 직장 생활을 더 유지하든 젊은 사람들을 상대해야 하기 때문에 본인도 가급적 젊음을 유지해야 한다. 물건 하나를 사더라도 젊어 보이는 주인이 있는 곳으로 들어가게 되는 것이 사람의 심리이다. 100세 시대, 백발로 다니는 건 아직 너무 이르다. 일부러 늙어 보이게 다니지는 말자. 오랜 화학 염색으로 두피와 모발이 지쳐 있다면 조금은 번거롭더라도 천연 헤나로 관리하자. 흰머리도 커버할 수 있고 모발과 두피 상태도 10년 이상 젊어질 수 있다. 두피 환경이 좋아지면 줄어든 모발도 좋아질 수 있다. 부부가 함께 젊음을 유지하기 위해 머리부터 신경 써보자.

🌿 노부모도 모발 관리가 필요한 시대

남편들도 아이들도 부인이나 엄마가 아무리 나이가 많아도 젊고 예뻐 보이기를 원한다. 필자는 늦둥이로 태어나 친정 엄마와 37살이나 차이가 난다. 다른 친구들 엄마는 젊고 예쁜데 우리 엄마, 아빠는 항상 나이가 많아 불만이었다. 지금 생각해보면 아들을 낳고 싶어 늦둥이로 낳은 자식이 딸이어서 섭섭한 데다가 키우느라 체력도 달리고 얼마나 힘이 드셨을까 싶다. 나이 먹어 낳은 자식이 아들이 아니어서 섭섭했겠지만 막내딸이어서 사랑은 엄청 받고 자랐다. 우리 아이들도 친정 엄마와 아버지가 함께 키워주셨다. 뒤늦게나마 필자가 헤나를 접하면서 엄마에게 10년간 천연 헤나로 머리를 관리해 드린 것이 큰 효도였던 것 같다. 잦은 파마와 화학 염색으로 부분 가발을 쓰던 휑하던 엄마 머리가 지금은 많이 좋아지셨으니 말이다.

노인정에 가면 80대 할머니답지 않게 60대 머리를 하고 계시니 동네 할머니들의 부러움을 한 몸에 받으셨다. 딸 잘 둬서 좋겠다고 말이다. 나이 든 노모가 아직 살아 계시다면 귀찮더라도 천연 헤나로 관리해 드려 보는 것도 좋겠다. 딸이나 손주가 당신 머리를 관리해 주면서 스킨십도 주고받고 자주 찾아온다면 그만한 효도가 없다. 예뻐지는 데 남녀노소가 없듯이 여자는 늙어도 예뻐지고 싶은 마음은 같기 때문이다.

친정아버지는 귀찮다고 70대부터 염색을 하지 않으셨다. 염색을 하지 않은 백발이라 크게 신경을 쓰지 않았는데 얼마 전 어깨에 비듬이 하얗게 떨어져 있었다. 머릿속을 들여다보니 두피 상태가 많이 안 좋았다. 두피가 많이 건조해서 비듬이 많은데다 뾰루지가 군데군데 나 있고 긁어서 상처도 여기저기 보였다. 머리는 여자들만 신경 쓴다고 생각해서 늙으신 아버지한테 너무 무심했구나 하는 생각이 들어서 미안한 마음이 들었다.

이제 와서 색을 내는 것은 귀찮아 하셔서 색이 나지 않는 무색 헤나라고 불리는 테너스카시아(영문명 : Cassia Auriculata Leaf Powder) 잎 가루로 팩을 해드렸더니 두피 상태가 많이 진정되었다. 헤나는 두피와 모발의 유수분 밸런스를 맞추어 주고 자체에 항균, 항염 작용이 있어 비듬이나 상처도 좋아진다. 여자인 할머니들이야 어쨌든 외모에 신경을 쓰니까 다행인데 백발인 할아버지들도 비듬에 뽀루지, 자꾸 빠지는 머리카락 때문에 남모를 고민들이 많다. 정성만 있다면 해결해 드릴 수 있으니 나이든 노부모에게도 관심을 가졌으면 좋겠다.

나이와 함께 노화되는 머리의 비밀

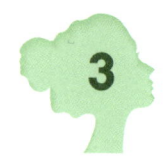

필자는 친정 부모님은 돌아가시고 시부모님이 모두 살아 계시다. 시아버지는 32년생이시니 2024년이면 93세가 되신다. 내가 어렸을 때, 고향인 제주도에 사시던 친할아버지가 건강이 안 좋으셔서 집에 요양을 와 계셨다. 그때 친할아버지의 연세가 70대였다. 지금 생각해 보면 70대인데도 요즘 90대가 넘은 노인과 같은 모습이셨다. 시골에 계셨던 분이라 그런지 피부는 까무잡잡하고 주름이 깊게 패어 있으며 치아도 거의 없으셨다. 그런 것에 비하면 시아버지는 외견상으로 볼 때 60대 후반이나 70대라고 해도 믿을 정도다. 과거 할아버지들은 60대만 넘으면 뒷방 늙은이 취급을 받으며 일에서 손을 놓고 있다가 70대가 되면 돌아가셨다.

지금은 주변에서 부고가 들어와 물으면 보통 90대 초반인 경우가 많다. 우리 때는 부고가 100세를 넘을 것 같다. 우리 부모님들도 80대에 건강하시고 별다른 지병이 없으신 걸 보니 다행히 90대 초반이나 거의 100세까지는 사실 수 있을 것 같다.

🌿 강력한 식물의 항산화 작용

인간의 수명이 이렇게 길어지니 '항산화'에 대한 열풍이 뜨거울 수밖에 없다. 수명이 기하급수적으로 늘어나면서 의료비 걱정 없이 건강하게 오래 사는 것이 최고의 키워드가 되었다. 대표적인 항산화 음식과 성분을 보면 토마토의 라이코펜(lycopene), 베리류(berry)의 안토시아닌(anthocyanin), 아보카도, 견과류, 연어의 오메가3, 시금치의 베타카로틴(β-carotene) 등을 들 수 있다. 여기에 최근에는 세계 10대 슈퍼 푸드가 자주 등장하고 있는데 귀리, 블루베리, 녹차, 마늘, 토마토, 브로콜리, 아몬드, 적포도주, 시금치, 연어 등으로 항산화 음식과 유사하다. 필자도 최근 다이어트에 좋다고 해서 귀리를 30분간 불린 후, 고소하게 볶아서 간식으로 먹고 있는데 저절로 젊고 건강해지는 느낌이다.

이처럼 우리는 젊고 오래 살기 위해 몸에 좋은 것을 찾아 섭취하기 위해 애쓰고 있다. 요즘은 20대들도 젊어 보인다는 말을 들으면 좋아한다. 연령대를 불문하고 '동안'이라고 하면 기뻐하니 젊어지고 싶은 것은 인간의 기본적인 욕구인 것 같다.

체내에 과잉으로 생성된 활성 산소가 혈관이나 세포를 손상시켜 산화(노화)현상이 발생하는데 이러한 과잉의 활성산소를 억제하는 것을 바로 '항산화 작용'이라고 한다. 한마디로 노화된 세포나 조직을 젊게 만드는 작용을 말하는 것이다.

최근에는 '파이토케미컬(chytochemical)'이라는 용어도 심심치 않게 들을 수 있다. '파이토(phyto)'는 '식물', '케미컬(chemical)'은 '화학 물질'이라는 의미로서 식물 생리 활성 영양소·식물 내재 영양소라고도 한다. 파이토케미컬은 식물 속에 들어 있는 식물성 화학 물질로서 각종 미생물·해충 등으로부터 식물이 자신의 몸을 보호하는 역할을 한다. 사람의 몸에 들어가면 산화 물질이나 세포 손상을 억제하는 작용을 해 건강을 유지시켜준다.

알려져 있는 파이토케미컬로는 버드나무 껍질에서 추출한 살리실산(salicylic acid), 말라리아 특효약인 퀴닌(quinine), 발암 물질 생성을 억제하는 플라보노이드(flavonoid)와 카로티노이드(carotinoid) 등이 대표적이다. 각종 과일과 채소에는 플라보노이드가, 녹황색 채소에는 카로티노이드가, 마늘과 양파에는 황화합물의 일종인 알리신(allicin) 등이 있다. 특히 채소나 과일의 파이토케미컬은 화려하고 짙은 색소에 많이 들어 있는데, 색깔별로는 붉은색·주황색·노란색·보라색·녹색에 많이 들어 있다. 그 밖에 흰색을 띠는 마늘류·버섯류, 검은색을 띠는 콩류·곡물류에도 파이토케미컬이 들어 있다. 비타민과 무기 염류가 풍부하고 암 예방, 항산화 작용, 혈중 콜레스테롤 저하, 염증 감소 등의 효과가 있는 것으로 밝혀지면서 의약품이나 식품 원료 등으로 개발하기 위한 연구가 활발하게 이루어지고 있다.

🍃 100퍼센트 천연 헤나의 항산화 효과

100퍼센트 천연 헤나에는 모발을 오렌지색으로 물들이는 성분인 로소니아에 파이토케미컬류인 나프토퀴논(naphthoquinone : 항암 효과가 있는 것으로 알려짐) 외에 쿠마린(coumarin : 항암 효과가 있는 것으로 알려짐), 플라보노이드(flavonoid), 탄닌(tannin) 등의 성분이 포함되어 고대부터 염료나 민간 약초로 이용되어 왔다. 최근 연구를 통해서도 헤나 잎 추출물은 항균 및 살균 작용과 더불어 해열 작용, 항염증 작용, 진통 효과가 있는 것으로 밝혀졌다. 나프토퀴논은 생리 불순을 완화시키는 작용이 있는 것으로도 알려져 있다.

인도의 전통 의학인 아유르베다(ayurveda)에서는 간장 장해에 헤나의 나무껍질 달인 물을 이용하기도 했다고 전해진다. 또한 베인 상처, 궤양, 염증, 무좀 등에 효과가 있어 상비약으로 사용했다. 천연 헤나의 역사는 우리가 상상할 수 없을 정도로 오래되었다. 기원전 고대 이집트 시대에 클레오파트라가 애용했다고 전해지며 영국 박물관에는 헤나로 염색한 미이라가 전시되어 있다. 이처럼 식물의 잎을 그대로 빻아 만든 천연 헤나에는 우리의 몸을 건강하게 유지시켜 주는 식물 에너지인 항산화 작용의 파이토케미컬이 다량 들어 있다. 이 밖에도 쿨링 효과, 자외선 차단효과, 두통완화, 냄새제거 등의 효과가 있으며, 고유의 수렴작용을 통해 벗겨지고 깨진 손상된 모발의 큐티클층을 다시 매끈하게 만들어주는 작용을 한다.

🌿 천연 헤나가 주는 자연의 에너지

태양의 뜨거운 에너지를 받아 자연 그대로 자란 헤나 잎을 말리고 빻아 머리에 바르면 위에서 언급한 바와 같이 셀 수 없는 다양한 효능이 우리 몸에 전해진다. 그럼에도 불구하고 일부 천연 헤나에 대한 지식이 부족한 미용 관계자들이 헤나를 염색하면 모발이 '경화(硬化)'되어, 즉 딱딱해져서 본인들이 원하는 대로 화학 파마가 안 나온다는 식으로 폄하하고 있다. 어린 아이들의 손상되지 않은 건강한 '버진 헤어(virgin hair)'에 화학 성분이 잘 스며들지 않아 파마나 염색이 잘 나오지 않는 원리와 같이 모발이 건강해서 파마가 나오지 않는 것이다. 모발이 '경화'된다는 단어는 모르고 쓰는 표현이다. 잘못 알고 있다면 정보를 수정하길 바란다.

필자가 15년 전 천연 헤나를 처음 접했던 경험을 잊을 수가 없다. 천연의 그 순수함, 모발이 회복되는 느낌, 건강해지는 느낌, 두피가 개운한 느낌 등등…. 처음 천연 헤나를 접하는 고객들도 지금까지 몰라서 쓰지 못했다는 점에 매우 안타까움을 금치 못한다. 늦었다고 생각했을 때가 빠른 것이라고 했던가. 지금이라도 천연 헤나에 대해 알게 된 것에 감사하면서 찢어지고 까져도 피가 나지 않기에 우리가 인식하지 못했던 모발의 소리에 귀를 기울여야 할 때이다.

나이가 들면 피부도 모발도 함께 노화된다. 피부는 건조해지고 주름이 생기고 검버섯도 늘어난다. 두피도 주름이 생기고 모공이 커지면서 각종 노폐물과 산화된 피지가 쌓인다. 이로써 머리카락이 얇고 가늘어지면서 빠지는 노화 현상이 일어난다. 여기에 산화 작용을 하는 강산성의 수많은 화학 염모제나 헤어매니큐어, 파마 약 등을 남용하게 되면 노화를 더욱 촉진한다. 이럴 때 탁월한 항산화 작용을 하는 천연 헤나를 이용해 수시로 관리한다면 두피와 모발이 식물의 천연 항산화력으로 젊어지는 것을 느낄 수 있다.

모발이 건강하게 빛난다면 흰 티셔츠에 청바지만 걸쳐도 자연적이고 고급스러운 아름다움을 발산할 수 있다. 머리가 부스스하면 나이든 피부에 생기도 없어 보이고 삶에 찌든 느낌을 주게 된다. 처음 천연 헤나가 보급될 때보다 우리의 생활수준은 놀라울 정도로 높아졌다. 필자가 대학교 때 일본 어학연수를 갈 당시는 확연히 일본과 한국의 생활수준에 차이가 많이 났다. 하지만 지금은 일본보다 한국의 생활수준이 더 높아 보일 정도다. 이제는 머리도 천연으로 관리할 정도로 수준이 높아졌다. 100세 시대와 더불어 화학의 오남용이 심각할수록 천연에 대한 수요는 폭발적으로 늘어나고 있다. 나이와 함께 노화되는 머리 고민을 천연 헤나로 해결해보자.

안 써본 사람은 많아도 한 번만 써본 사람은 없는 천연 헤나의 비밀

🌿 천연의 감동은 몸이 기억 한다

"진작 알았으면 좋았을 걸 지금까지 화학 염색하느라 너무 고통스러웠어요. 제가 올해 한 일 중에 천연 헤나로 바꾼 게 가장 잘한 일이랍니다."

보통은 30대 후반부터 새치 염색을 시작한다. 젊은 고객들의 성향을 파악해 보면 모범생이고 자연주의 성향을 가진 분들이 많은 편이다. 유행에 따라 어쩌다 머리를 밝게 하고 싶어 화학 염색으로 염색했다가도 바로 몸으로 나쁜 것이 느껴진다고 한다. 이런 성향을 가진 분들은 어떻게든 천연으로 새치를 커버하는 방법이 있지 않을까 다양한 정보를 검색해본다. 또한 생리대도 천연 면제품을 사용하거나, 식재료도 새로운 유통 매장으로 자리 잡고 있는 생협 회원으로 등록하여 구입하는 경향이 강하다.

100퍼센트 천연 헤나가 본격적으로 보급된 지 20년 이상이 되었는데 처음 사용할 때 50대였던 고객이 70대를 훌쩍 넘긴 경우가 수두룩하다. 중간에 화학 염색의 유혹으로 빠지지 않고 꾸준히 사용하신 고객은 연세에도 불구하고 모발 상태만은 40대를 유지하고 있다. 그만큼 천연 헤나는 모발에 좋은 재료이다. 연어가 고향으로 돌아가듯 중간에 화학 염색의 유혹에 넘어가더라도 1~2년 안에 다시 천연 헤나로 회귀하는 성향이 강하다.

필자는 책읽기를 좋아해서 도서관을 자주 들르는 편이다. 도서관 매점에서 근무하시는 분이 모발이 너무 약해 물건을 구입하면서 볼 때마다 천연 헤나를 권해드려야겠다고 생각하곤 했다. 필자의 직업의식이 발동하는 순간이었는데, 막상 권해드리려고 할 때마다 항상 바쁜 시간이어서 말할 기회를 놓쳤다. 한 동안 바빠 도서관에 가지 못하다가 오랜만에 방문해서 뵐 기회가 있었다. 그런데 누군가의 권유인지 천연 헤나를 사용해서 모발이 많이 좋아지신 것이었다. 고유의 헤나 색상으로 반짝이는 모발을 보면서 매우 다행이라는 생각이 들었다.

지하철을 타거나 도서관을 가면 습관적으로 사람들의 머리를 관찰하곤 한다. 천연 헤나 시장이 폭발적인 성장세를 보이고는 있으나, 아직까지 통계적으로 보면 1퍼센트 미만의 인구만이 천연 헤나를 사용 중이다. 아직까지 99퍼센트의 시장이 남아 있는 셈이다. 사용 중인 1퍼센트의 고객들은 천연 헤나를 일단 몸으로 느낀 후에는 화학 염색으로 이탈할 확률이 매우 낮다.

간편함 때문에 일시적으로 화학 염색을 하는 경우는 있어도 천연 제품에 대한 미련은 항상 남게 된다. 바르는 번거로움 때문에 잠시 사용을 중단하더라도 다시 돌아오는 이유가 있는데, 바로 천연에 의한 모발과 두피의 강력한 트리트먼트 효과 때문이다. 15년간 천연 헤나를 사용하면서 느낀 건 아무리 강력하고 매력적인 화학제품이라고 해도 천연의 힘은 이길 수 없다는 사실이다.

🌿 아직도 무궁무진한 헤나 시장

필자의 목표는 40대 이상 남성과 여성 가운데 3명 중에 1명은 천연 헤나를 사용하도록 하는 것이다. 아직까지 사용자가 사용 가능 인구의 1퍼센트에 못 미치니 앞으로 할 일이 무궁무진하다. 20년 이상 오랜 기간을 환경 관련 번역에 몸담았기 때문에 일에 대한 소명 의식이 더욱 뚜렷하다. 게다가 사명감도 매우 투철하게 느끼고 있다. 일본어 번역 일을 오래도록 재미있게 했지만, 제2의 직업으로 헤나 사업을 선택한 것에 뿌듯함을 느낀다.

아직까지 천연 재료에 대한 정보를 알지 못해 화학제품에 의존하고 있는 인구가 많다는 사실이 안타깝다. 하지만 앞으로도 할 일이 무궁무진하기 때문에 제2의 직업으로 더욱 바빠질 하루하루가 기대된다. 필자가 처음 헤나 사업에 관심을 가졌을 때는 30대 후반이었기 때문에 주변에 권할 만한 대상이 많지 않았다. 하지만 15년이 지난 지금은 주변 지인들이 먼저 제품에 대한 문의를 해온다. 시간이 지나면서 천연 헤나 사업에 더욱 유리한 환경이 되었다.

아이로니컬하게도 화학제품의 사용이 크게 늘어날수록 천연에 대한 수요도 함께 폭발한다. 만일 화학 염색에 대한 현대인의 수요가 이처럼 몇 배로 늘어나지 않았다면 천연에 대한 수요도 크게 느끼지 않았을 것이다. 아직까지 100명 중에 99명이 써보지 않았다면 100명 중에 한 명은 지속적으로 쓰고 있는 것이 바로 100퍼센트 천연 헤나이다.

일을 하면서 가장 보람을 느낄 때가 많다. 특히 머리에 천연 헤나를 바른 후, 충분한 시간을 들여 영양을 준 후에 고객들이 반짝이는 머리를 찰랑거리며 나갈 때이다. 20대 젊은 사람들도 화학 염색에 찌들어 모발이 부스스한데 50대 이상이 30대 못지않은 머릿결을 가질 수 있다는 건 기적이라고 할 수 있다. 그러니 한 번 천연 헤나를 접하는 고객은 어지간히 시간이 없고 경제적으로 어렵지 않은 이상은 평생 사용하게 된다.

우리나라 사람들, 특히나 우리나라 여자들은 본인이 사용해 보고 좋으면 아무 득이 없어도 주변 사람들에게 좋은 정보를 적극 알려준다. 다들 정이 많아서 그런 것 같다. 길을 가다가 헤매는 경우, 아무나 붙잡고 물어봐도 아주 자세히 가르쳐 준다. 필자도 그런 경험이 많은데 심지어는 같이 따라 가면서 알려주기까지 한다.

그래서 그런지 중년 여성들은 본인이 천연 헤나로 모발이 좋아지면 주변 분들도 모발이 덩달아 좋아진다. 상태가 매우 안 좋았는데 천연 헤나로 갑자기 좋아지면 머리가 가장 먼저 눈에 띄기 때문에 다들 알아볼 수밖에 없다. 주변에서 천연 헤나를 구해달라고 해서 귀찮을 정도라는 고객들도 많다. 다들 경기가 안 좋다고 난리인 지금 같은 상황에서, 천연 헤나 전문가로 활동하는 필자는 너무나 고맙고 감사한 일이 아닐 수 없다.

여성들이 가장 원하는 궁극적인 아름다움을 부여하면서 주변에 선한 영향력을 미치는 천연 헤나 사업이 필자의 삶에 더욱 강력한 동기 부여가 되고 있다. 나이가 들수록 주변 소비자층이 더욱 단단하게 형성되는 일이라 더욱 든든하다.

필자는 최근 들어 '미니멀 라이프'를 적극 실천하고 있다. 책을 읽으면 바로 바로 실천에 옮기려고 노력하는 편인데, 최근에 미니멀 라이프 및 정리에 관한 책을 읽은 탓이다. 천연 헤나 또한 이런 미니멀 라이프에 매우 적합한 재료이다. 왜냐하면 천연 헤나를 하면 모발 상태와 두피 상태가 좋아지기 때문에 미용실에 가는 횟수가 현저히 줄어든다. 처음에는 잘 못 느낄 수도 있지만, 시간이 지날수록 천연 헤나에 매료되고 다른 관리의 필요성이 점점 줄어들게 된다. 여기 저기 잘한다는 미용실을 수소문해서 다닐 필요가 없다. 전속 커트 전문가만 곁에 두면 된다.

미용업에 종사하는 분들도 천연 헤나에 대한 지식을 100퍼센트 정확히 알고 있는 경우가 드물다. 오히려 일반 소비자들보다 정보에 더욱 취약한 경우도 많다. 천연 헤나를 사용하는 소비자가 급격히 증가하면서 미용실을 찾는 고객이 줄어들어서일까. 미용 관계자들이 천연 헤나에 대해 부정적인 의견을 고객에게 쏟아내는 경우가 많다. 하지만 고객과 본인의 건강에 대해 한 번이라도 다시 생각해본다면 천연 헤나에 대한 정보를 서둘러 알아보아야 할 것이다. 시대는 변하고 있고 그만큼 소비자들도 전문가들 못지않게 똑똑해지고 있다. 소비자들은 마냥 화학 재료만을 사용하지 않을 것이다. 지금도 화학 재료가 머릿결과 건강에 좋지 않다는 사실을 느끼고 있기 때문이다.

어떤 고객이든 만족시켜 줄 수 있고 미용사 본인의 건강을 위한다면, 일정 부분은 천연 재료를 활용한 트리트먼트에도 특별한 관심을 가져야 한다. 고객은 미용실을 자주 가야 한 달에 한 번 정도 가지만, 매일 화학 재료를 다루는 미용인들은 건강이 우려스럽지 않을 수 없다. 다양한 논문을 통해서도 알려진 바와 같이 화학 재료를 다루는 미용인들이 일반인들에 비해 방광암, 자궁암, 유방암 및 치매 발병률이 높다. 한 집 건너 한 집씩 미용실이 생기는 치열한 경쟁 속에, 천연 헤나는 특화된 재료로 고객을 만족시켜 줄 수 있는 방법이다. 화학 재료를 사용하는 미용 기술에 못지않게 천연 재료를 활용하는 방법도 오묘하고 깊이가 있어 반드시 공부가 필요하다. 반드시 천연 헤나를 접목하여 99퍼센트의 시장에 도전해 보자.

행운이 따르는 모발색 레드, 레드색이 복을 부른다

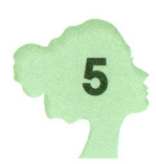

무언가를 강조하거나 중요하다고 생각할 때 붉은 색을 사용하게 된다. 필자는 개인적으로 붉은 색을 좋아한다. 가방이나 노트, 신발 등 포인트를 줄 때 레드 계열을 자주 구입한다. 사진을 찍을 때도 붉은 계열의 옷을 입으니 다른 사람들보다 눈에 가장 잘 띄고 생기 있어 보인다. 자주 입는 마 소재의 붉은 상의가 있는데, 입을 때마다 기분이 좋아지고 피부도 더 좋아 보인다는 소리를 자주 듣는다. 마 소재이다 보니 잘 구겨지는 게 단점이어서 다른 소재의 붉은 상의를 찾고 있는데 좀처럼 구할 수가 없어 안타깝다.

🌿 **전통적인 레드의 건강한 상징성**

우리나라에서는 전통적으로 레드가 왕족의 색으로 특별한 취급을 받아 왔다. 붉은 색이 나쁜 기운을 없애고 강한 기운을 북돋았기 때문일 것이다. 인류가 가장 먼저 발견한 색으로 태양을 상징했는데 붉은 염료는 가격이 비싸 구하기도 어려웠다고 한다. 시대에 따라 붉은 색의 의미는 바뀌어 왔으나, 2002년 월드컵에서 응원의 색으로 붉은 악마가 등장하면서 붉은색에 대한 우리의 인식도 많이 달라지고 있다.

색채 용어 사전이라는 서적을 인용해 보면 붉은 색을 다음과 같이 설명하고 있다.

> "빨강은 심리적으로 부정적인 사고를 극복할 수 있도록 하며 활기와 야망을 갖게 한다. 또한 감각 신경을 자극하여 후각, 시각, 청각, 미각, 촉각에 도움을 준다. 이는 혈액 순환을 활성화시키고 뇌척수를 자극하여 교감 신경계를 활성화시킨다."

필자가 레드를 행운이 따르는 색이라고 표현하는 이유이다.

마케팅 차원에서도 붉은색이 많이 사용되고 있다. 무엇이든 눈에 띄게 하려면 강조해야 하는 시대이다. 좋지 않은 경기 탓에 심리적으로 가라앉는데도 레드가 많이 사용되면서 활력을 가져다준다. 레드를 잘만 사용하면 패션 포인트로도 훨씬 젊어 보이고 활기차 보인다. 포인트로 잘 활용해 보기를 권한다.

천연 헤나의 잎사귀 안에 들어 있는 로소니아(Lawsonia inermis : 헤나의 학명)라는 성분은 봉숭아 잎에 들어 있는 색과 같은 오렌지색이다. 어린 시절 누구나 한 번쯤 봉숭아물을 들여 본 기억이 있다. 봉숭아 잎에 백반을 섞고 찧어서 손톱에 비닐과 실로 싸매어 물을 들인다. 밤새 오래 물을 들이면 흑자주 빛깔의 손톱이 되곤 했다. 붉은 색은 좋지 않은 기운을 물리친다는 뜻이 있어서 봉숭아 물들이기는 모든 질병을 예방한다는 의미도 담고 있는 오래된 놀이의 하나이다.

이와 같은 원리로 오렌지색을 계속 덧바르면 깊고 진한 레드가 되는데 마치 밤 껍질 색과 같이 윤기가 매력적이다. 천연 헤나의 잎에는 앞에서 언급한 바와 같이 항균, 항염, 쿨링 작용, 자외선 차단 작용, 항산화 작용 등 셀 수 없는 이로운 효과가 있다. 여기에 매우 중요한 채색 기능이 추가된다.

이 때문에 우리가 천연 헤나로 트리트먼트를 하면서 별도로 독한 화학 염색을 하지 않아도 되는 매우 중요한 장점을 가진다. 만일 천연 헤나의 로소니아가 오렌지색이 아니라 노란색이나 투명한 색이었다면 탁월한 트리트먼트의 효과만 기대할 수 있었을 것이다. 오렌지색 덕분에 별도로 독한 화학 염색을 하지 않아도 새치를 진한 밤 껍질 색으로 자연스럽게 커버한다.

천연 헤나의 염색 기능은 모발을 흰 도화지와 검은 도화지에 비유해서 설명하면 이해가 빠르다. 어린 시절 검은 도화지에 그림을 그려본 적이 있을 것이다. 검은 도화지에 크레파스나 물감으로 색을 칠해도 색이 잘 보이지 않는다. 이에 반해 흰 도화지에는 색이 선명하게 표현된다.

이러한 원리를 바탕으로 하기 때문에 머리카락 가운데 멜라닌 색소가 들어 있는 건강한 검은 모발에는 오렌지색이 더해져서 햇빛이나 노란 계열의 조명에서만 헤나 색감이 보이는 정도이다. 새치나 흰머리는 레드 계열로 표현되는데 새치나 흰머리의 분포도가 달라 사람마다 붉은 정도에 차이를 보인다. 흰머리가 모발 사이사이에 적당히 섞여 있는 경우가 가장 자연스럽게 표현된다. 참고로 원래부터 멜라닌 색소가 부족하여 모발색이 연하거나 탈색이나 염색으로 모발색이 밝은 경우, 오히려 헤나의 색감이 더욱 자연스럽게 채색된다.

🍃 헤나와 인디고의 보색 효과를 통한 갈색 표현

동양인은 대부분 모발이 검은데 색이 약한 모발 색보다는 검은 모발 색이 더욱 건강해 보인다. 하지만 헤나의 자연스러운 색감은 잘 표현되지 않는다. 그래서 일부터 검은 색을 약간 밝게 염색하고 천연 헤나를 하는 고객들도 간혹 있다. 건강에 유해하니 권하고 싶지는 않다. 모발이 화학 염색으로 손상되더라도 천연 헤나를 하면 머릿결은 다시 좋아진다.

천연 헤나의 색이 가장 아름답게 표현되는 경우는 본인의 모발 색이 갈색이거나 기존에 염색으로 모발 색이 밝은데다, 새치와 흰머리가 상당히 분포되어 있을 때다. 반면에 자연스런 색을 연출하는 데 가장 까다로운 경우는 기존에 흰머리를 검정색으로 커버한 전제 백모인 고객이다. 오랜 동안 화학 염색으로 두피와 모발이 손상되어 회복에 시간이 걸린다. 게다가 너무 진한 검정색으로 염색을 한 상태이기 때문에 새로 자란 흰머리는 오렌지색으로 영양이 들어가 경계를 없애는 작업이 추가로 필요하다.

오랫동안 블랙 계열의 흰머리용 화학 염색에 길들여진 회원들에게는 천연 헤나의 오렌지색이 조금 어색하다. 하지만 다행히도 이를 보완할 수 있는 인디고라는 청색 풀과 테너스카시아라는 투명한 풀이 함께 제품화되어 있다.

다시 흰 도화지 이야기로 색의 원리를 설명해 보기로 하자. 어릴 적

그림을 그릴 때 자주 사용하는 갈색 크레파스나 물감이 금방 떨어져 곤란했던 경험이 누구나 있을 것이다. 헤나 염색도 천연 색감이기 때문에 이러한 색의 혼합 원리를 통해 갈색을 연출할 수 있다. 자연계에는 한 번에 검정이나 갈색으로 흰머리를 염색할 수 있는 100퍼센트 천연 재료가 없기 때문에 경우에 따라서는 헤나와 인디고를 단계적으로 사용한다.

가장 이상적인 방법은 100퍼센트 천연 헤나로 두피에서 모발 끝까지 충분히 영양을 입히는 것이다. 헤나 팩을 물로 충분히 씻어내면 뿌리에 자란 흰머리만 선명한 오렌지색을 나타낸다. 이에 뿌리 부분만 인디고 제품으로 다시 바르면 오렌지색에 청색이 덮여 자연스러운 갈색이 된다. 여기서 한 가지 더 알아두어야 할 점은 천연 색감은 첫날보다 하루 이틀 공기와 접촉하면서 갈변되어 짙어진다는 점이다. 첫날보다 이틀 후에 색감이 더욱 그윽해지니 미리 알고 있으면 천연 재료를 이해하는 데 도움이 된다.

오랫동안 천연 헤나로 고객들을 관리하면서 밤 껍질 색 같은 윤기 나는 레드 계열의 갈색에 완전히 매료되었다. 건강해진 윤기 나는 모발만 봐도 흐뭇한 기분이 든다. 고객 한 분 한 분이 독한 화학 염색을 몸에 바르지 않고도 자연스러운 젊음의 색과 건강한 아름다움을 유지할 수 있다는 사실이 신기하기만 하다.

천연 헤나의 고급스러운 색감을 제대로 입히지 않은 상태로 다니는 소비자를 간혹 보게 된다. 다시 한 번 강조하건대, 천연 헤나는 제대로 사용하지 않으면 윤기 나는 아름다운 색감의 혜택을 누릴 수 없다. 어떤 것도 공짜는 없고 예뻐지기 위해서는 그만큼 노력이 필요하다. 전문가의 조언에 따라 제대로 된 방법으로 사용해야 천연 헤나의 효과를 100퍼센트 누릴 수 있다. 모든 일에는 올바른 방법과 순서가 있다. 100퍼센트 천연 재료이기 때문에 더더욱 그렇다.

　우리나라 사람들은 성격이 급한 편이다. 그 덕분에 경제 성장도 빠르게 이루었지만 그 만큼 부작용도 뒤따른다. 이제 우리가 선진국의 문턱에 들어서서 국민 소득도 의식 수준도 높아졌다면 천연 제품을 사용하는 데 있어서도 여유를 가져보자. 뭐든 한 번에 해결하려면 독한 재료를 써야 한다. 공장에서 찍어내는 인스턴트 제품에 길들여져 우리 환경과 건강이 망가지는 것을 생각한다면 천연 재료에 대한 조급함도 내려놓을 수 있을 것이다.

　예를 들어 구하기 힘은 천연 송이와 같은 고급스러운 식재료가 눈앞에 있다고 상상해 보자. 정성스럽게 다듬고 향과 맛을 느끼면서 제대로 요리하여 천천히 음미할 것이다. 천연 헤나도 그렇다. 인도에서 정성스럽게 농사지은 고급 재료를 수집하여 머리에 바르는 과정이므로, 두피와 모발에 꼼꼼히 발라 건강해지도록 천천히 음미해 보자. 시간과 공을 들인 만큼 여러분의 머리는 아름답게 반짝 반짝 빛을 더하게 된다.

머리끝부터
아름다워지는 방법

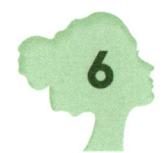

🌿 **나이가 들수록 외모에 더 신경을 써야 하는 이유**

    나이가 들면 자기 얼굴에 책임을 져야 한다는 말이 있다. 이상하게 같은 나이라도 남자들보다 여자들이 더 빨리 늙는다. 필자도 남편과 세 살 차이가 나는데 시간이 흐를수록 배우자보다 더 나이 들어 보일까 봐 걱정이다. 누나 같다는 소리는 듣기 싫은데 말이다.

    얼마 전 인생에 도움이 되는 스피치 수업을 받은 적이 있다. 강의를 해 주신 교수님께서 여러 가지 유익한 이야기를 많이 해주셨는데 그 중에서 "얼굴은 내 것이 아니고 상대방 것이다"라는 말이 가슴에 크게 와 닿았다. 즉 얼굴은 내가 보는 것이 아니고 상대방이 보는 것이므로 관리를 잘해야 한다는 의미이다. 나이가 들수록 우리는 웃음은 잃어가고 주름은 늘어나고 인상은 더 쓰게 된다. 거울을 보는 횟수가 점점 줄어들면서 내 얼굴을 마주하는 일이 적어진다. 많은 고객을 만나면서 첫 인상이 중요한 경우가 많아 나 스스로를 항상 점검하게 된다.

　긍정적으로 생각하고 즐거운 마음으로 살아야 곱게 늙는다고 한다. 돈이 많고 적음이 인상을 좌우하지 않는다. 나만 생각하는 이기적인 마음을 가진 사람과, 남을 배려하고 베풀며 잘 웃는 사람 사이에는 인생의 후반부로 갈수록 인상이 많이 달라진다. 필자도 엘리베이터를 타거나 운전을 할 때 온화한 표정을 가지려고 의식적으로 노력하는 편이다. 드센 인상으로 늙어가고 싶지는 않기 때문이다. 긍정적인 생각과 남을 배려하고 베푸는 연습도 하게 된다.

　취향에 따라 나이가 들어 보이더라도 흰머리를 고수할 수도 있다. 또 화장기도 없이 허름한 옷을 입고 다닐 수도 있다. 하지만 내가 나를 관리하는 것은 나만의 자기만족은 아니라는 생각이 든다. 어느 날 도서관에서 약간 긴 단발머리에 흐트러진 흰머리로 열심히 영어 원서를 읽는 분을 본 적이 있다. 어려운 책을 읽고 계셔서 존경스러운 마음이 들었는데, 외모에 너무나도 신경을 쓰지 않은 모습에 안타까운 마음이 들었다. 지나치게 나이 들어 보이는 헤어스타일에 굳은 얼굴 표정과 주름진 피부가 지적인 모습을 무색하게 만들었다.

　나이가 들수록 남의 눈을 의식하지 않고 감각도 떨어지는 것은 어쩔 수 없는 일인 것 같다. 필자의 언니도 60대에 접어드니 멋쟁이였던 젊은 시절과는 달리 양말이며 바지며 너무 어울리지 않게 입고 다녀서 잔소리를 한 적이 있다. 나이에 걸맞지 않게 너무 화려하게 옷이며 화장을 하는 것도 기품이 없어 보인다. 하지만 자식이나 남편 등 주변 가족들의 얼굴을 생각한다면 너무 무신경하고 허름하게 다니는 것도 한 번 다시 생각해볼 문제다. 귀찮지만 흰머리도 감추고 세련되게 헤어스타일도 만들고 항상 미소 짓는 얼굴로 살아가는 것도 주변 사람들에게 긍정적인 에너지를 줄 수 있다.

과거 필자의 노모도 85세가 되니 만사가 귀찮다고 허연 백발로 다니기 시작했다. 아무리 좋은 것도 당신이 하기 싫으면 도리가 없지만, 딸 입장에서는 엄마가 흰머리로 다니니 더 늙어 보이고 초라해 보여서 마음이 좋지 않다. 노모의 헤어스타일을 보고 주변 친구들이 엄청 부러워했었는데, 갑자기 그러니 주변 자식들이 신경을 안 써주나 할 것도 같았다. 80대 어머니들도 앞으로 살날이 아직 많이 남았으니 사시는 날까지는 예쁘게 관리도 하고 건강한 모습으로 계시길 바란다.

시어머니도 가까이 계시면 더 신경을 써드릴 텐데 아쉽다. 시어머니는 면역이 약해지면서 풀 알레르기 때문에 천연 헤나를 사용하지 못한다. 연세 드신 분들이 간편해서 선호하는 코팅 파마를 주기적으로 하시는데, 모발이 부서질 것처럼 약해지셨다. 며느리가 천연 헤나 전문가인데 제대로 관리해 드리지 못해 안타까운 마음이다. 연세가 많은 노모들도 여자로서 예뻐지고 싶은 마음은 모두 같다.

고객 중에는 모발이 건조하고 부스스해서 머리를 기를 수가 없었는데 더 나이 들기 전에 한 번 길러보고 싶다고 하시는 분들이 있다. 그래서 천연 헤나로 머리에 힘이 들어가고 윤기가 나니 머리를 기르게 된 분들이다. 여자로서 마지막 소원을 이루신 것 같아 뿌듯한 마음이다. 가늘고 부스스한 곱슬머리가 고민인 경우는 일주일에 한 번씩 자주 발라주면 모발이 두꺼워지면서 평생의 고민이었던 곱슬머리도 해결된다. 나이가 들수록 굵고 윤기 나는 모발은 건강과 활력의 상징이다.

🍃 천연 헤나 홈케어의 잘못된 상식 바로잡기

천연 헤나로 홈케어를 할 때 방법을 잘못 알고 있는 경우가 많다. 일반 소비자도 그렇지만 헤어 전문가인 미용사들도 마찬가지이다. 헤나 팩은 100퍼센트 천연 재료를 사용한다. 음식을 할 때도 신선한 재료를 충분히 사용해야 맛이 있는 원리와 같이 천연 헤나 또한 충분한 양을 사용해야 한다. 팩을 하는 시간도 적당하게 지켜야 두피, 모발이 모두 좋아진다. 모발에 더 흡수시키겠다고 시간을 넘겨 오래두면 두피에 무리가 간다. 두피 케어는 1시간이면 충분하다.

여기서 설명하는 방법은 국내에 유통되는 헤나 가운데 최고급 재료 사용을 전제로 하는 것이다. 재료의 등급이 낮아 영양이 적게 들어 있거나 헤나 가루 상태가 미세하지 않으면 핵심 성분인 로소니아가 모발에 충분한 영양을 주지 못한다. 설명서에 방치 시간을 오래 두라고 표시하는 재료는 등급이 떨어지는 헤나라고 볼 수 있다. 시간만 오래 걸리고 실질적인 영양은 충분히 입혀지지 않는다.

일반 소비자나 미용사들이 저급 헤나를 사용한 경험에 근거하여 "천연 재료니까 오래 둘수록 좋다고 하더라"라며 잘못된 정보를 가지고 있기도 하다. 목욕탕에 오래 있으면 손끝이 불어버린 경험이 누구나 있을 것이다. 천연 헤나도 가루를 물에 개어서 바르는 젖은 반죽 상태이므로 오래 두면 두피도 불 수 있다. 최상급 헤나를 사용하고 1시간~1시간 반 이상 두지 않도록 한다.

스펀지가 물을 흡수할 때도 일정량 흡수하면 흘러나오듯이, 헤나의 로소니아 성분도 오래 둔다고 계속 흡수되지 않는다. 어느 정도 흡수되는 임계점(한계)이 있다. 탈모 예방을 위해서는 두피를 식혀 주기 위한 쿨링 작용이 무엇보다 중요하다. 헤나 팩을 해보신 분은 알겠지만 1시간 이상 두게 되면 두피의 열이 전달되어 헤나 반죽이 머리 위에서 온도가 올라가는 것을 느낀 적이 있을 것이다. 두피의 열이 팩으로 전달되어 쿨링 작용이 완료되면 시원하게 헹구어내는 것이 두피 관리의 포인트이다.

천연 헤나는 모발의 큐티클층과 결합하는 로소니아 성분이 핵심이다. 케라틴 단백질로 이루어진 큐티클층은 모발 끝을 향해 기왓장이 겹쳐진 것처럼 보인다. 로소니아 성분을 큐티클층에 잘 입히기 위해서는 모발 끝 방향으로 충분한 마사지가 필요하다. 미용실에서 일반 화학 매니큐어 하듯이 위 아래로 마사지하면 큐티클층이 물리적 마찰로 들떠서 오히려 모발이 손상된다.

화학 염색과 파마로 큐티클층이 들뜨고 손상되면 모발은 끝이 갈라지고 끊어지는 현상을 보인다. 심하게 끝이 갈라지고 끊어지는 모발은 어느 정도 다듬어 주는 것이 좋다. 이미 갈라진 모발은 원래대로 붙일 수 없기 때문에 위로 타고 올라가면서 현상이 더 심해진다. 머리카락 끝을 다듬은 후에 천연 헤나로 자주 관리하면 심한 손상모가 더욱 빠르게 회복된다.

미용실에 가면 숱가위(틴닝가위)나 레이저(면도칼처럼 생긴 커트 도구)로 머리카락을 손질하기도 한다. 현미경으로 보면 모발도 상당한 두께를 보인다. 자를 때 모발 단면을 어떻게 자르느냐에 따라 푸석한 모발 상태가 좀 더 빨리 회복되거나 더뎌질 수 있다. 가지치기를 할 때도 나뭇가지를 사선으로 자를 때와 직각으로 자를 때 가지의 단면적에 차이가 발생하는데 모발도 마찬가지이다. 머리카락을 자를 때 숱 가위나 레이저 등으로 단면을 사선으로 치게 되면 단면적이 넓어진다. 이로서 머리카락 안쪽 모피질에 있는 수분과 단백질 성분이 쉽게 빠져나가는 모발이 된다. 나이가 들수록 건조하고 푸석거리는 모발을 방지하려면 숱가위(틴닝가위)나 레이저를 사용하지 않는 것이 좋다.

 100퍼센트 천연 헤나로 두피와 모발을 건강하게 관리하고 올바른 커트 방법으로 세련미를 더한다면 10~20년은 나이를 거스를 수 있다. 헤나 전문가를 찾아 최고급 헤나를 이용한 올바른 방법으로 관리하는 노하우를 배우기 바란다. 머리끝부터 아름다워지면 인상이 바뀔 수 있다. 인생도 따라서 바뀔 수 있다.

Chapter.3

천연 헤나 전문가를 만나라

프로와 아마추어의 차이

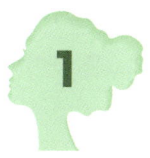

🌿 **전문가는 후천적인 노력으로 만들어 진다**

"그냥 바르시면 무조건 좋아져요."
"천연이라 무조건 오래 둘수록 좋아요."

천연 헤나를 취급한다고 해서 방문했는데 원장님이 이런 말을 한다면 천연 헤나에 대해 프로가 아니라 아마추어일 가능성이 높다. 최근에는 천연 헤나 전문가도 유망 직업의 하나로 각광을 받고 있다. 아무리 미용업에 오래 종사한 경우라도 프로 전문가가 되려면 깊이 있는 공부가 필요하다.

과거에는 대학을 나오고 대학원을 나오는 등 전공에 따라 직업이 결정되는 시대였다. 하지만 필자가 대학을 다닐 때부터도 사뭇 분위기가 바뀌기 시작했다. 여학생이 많은 학과여서 그런지 전공을 살리는 비율이 겨우 10퍼센트에 불과했다. 이런 까닭에 지금은 전공과 무관하게 본인의 능력을 발휘하여 새로운 직업을 만들고 여러 가지 직업을 가진 사람도 많다. 개인이 개성을 드러내는 것이 어려웠던 과거에 비해 지금은 인터넷의 급격한 발달로 블로그나 유튜브 등을 통해 개인을 알리고 새로운 분야에 전문가가 되는 것이 이상하지 않다.

물론 전공과 연관성이 있다면 좋겠지만 시대가 급변하면서 대학에서 배운 것을 사회에 나와 제대로 써먹지 못하고 있다. 게다가 어떤 분야든 지속적인 노력이 뒷받침되지 않으면 고인 물이 되기 쉽다. 급변하는 시대, 앞으로 시대가 어떻게 달라질지 아무도 예측할 수 없지만 개인이 지속적으로 성장하기 위해서는 끊임없는 노력이 필수가 되었다.

🌿 새로이 부상하는 직업 천연 헤나 전문가

개인들의 영원한 직장은 옛말인 시대이다. 개인이 새로운 직업을 만들어 지속적으로 개척해 나가야 하는 가운데 천연 헤나 전문가라는 직업도 향후 유망한 분야로 떠오르고 있다. 이름에서 알 수 있는 바와 같이 전문가라면 전문가다운 면모를 갖추어야 할 것이다. 또한 천연 헤나 사용을 통해 지구의 환경을 보호하고 인간의 건강을 지키는 환경 운동 차원의 사명감 또한 투철해야 한다. 천연 헤나를 올바르게 사용하도록 지도 및 보급하고 환경을 지키는 중요한 역할을 하는 것이다.

국내에서 두피와 모발을 만지고 다루어야 하는 직업이라면 '이용사나 '미용사' 자격증을 취득해야 가능하다. 모발을 직접 만지지 않고 홈케어 방법만 교육한다면 자격증이 없이도 활동이 가능하다. '이용사'나 '미용사' 자격증을 취득하는 과정에서도 두피와 모발에 대한 기본적인 지식을 쌓을 수 있다. 하지만 자격증만을 취득해서는 전문적인 지식이 크게 부족하다. 따라서 천연 재료에 대한 정확한 지식과 시술법, 사용 원리, 효과 등을 겸비해야 '천연 헤나 전문가'로서 활동할 수 있다.

천연 헤나 시장이 아무리 폭발적으로 늘어났다고 하더라도 사용 인구는 아직 1퍼센트에도 미치지 못하고 있다. 99퍼센트의 예비 사용자가 있기 때문에 시장은 아직도 무궁무진하다. 참고로 '이용사' 자격증과 '미용사' 자격증 취득 과정이 있는데, 2016년도에 미용사 실기시험 과목이 크게 개편되면서 과거보다 훨씬 수월해졌다. 시험도 자주 있어 천연 헤나 전문가라는 직업에 관심 있는 독자라면 미용사 자격증을 취득하는 것이 유리하다.

막연히 천연이라서 좋다고 설명할 것이 아니라 두피와 모발에 대한 구조와 염색 및 파마의 원리 등에 대해 공부해야 어떤 원리에 의해 좋아지는지 자세한 설명이 가능하다. 어떤 분야든 이론적인 지식이 바탕에 깔려 있지 않으면 고객들이 충분한 효과를 볼 수 있도록 하는 데 한계가 있다. 또한 소중한 건강과 환경을 지키기 위한 투철한 사명감이 있어야 고객들을 화학 염색약의 폐해에서 지킬 수 있다.

단순히 미용사 자격증이 있다고 해서 천연 헤나에 대해 전문가가 될 수는 없다. 그리고 미용업에 종사하는 분들은 모발에 바르는 재료라면 본인들이 무엇이든 전문가라고 생각하지만 현실은 그렇지 않다. 미용업에 종사하는 분들은 파마나 염색약 등과 같이 화학 재료만을 주로 다루는 화학 재료 전문가라고 할 수 있다.

아무리 오래 미용업에 종사했더라도 새로운 기계와 재료가 들어오는 등 새로운 기술을 접하면 공부와 임상이 필요하다. 만일 기존에 다루던 화학 재료와는 성격과 효능이 완전히 다른 100퍼센트 천연 재료를 다룬다고 가정해보자. 효과나 시술법, 좋아지는 원리와 이론에 대해 제대로 공부하지 않으면 고객들에게 설득력 있게 전달하기 어렵다.

고객이 미용사와 대화할 때도 천연 헤나에 대해 본인들이 알고 있는 선에서 말할 수밖에 없다. 그래서 오히려 천연 헤나에 조예가 깊은 고객을 바보로 만드는 실수를 한다. 정작 모르는 것은 고객이 아니라 본인인데도 말이다.

🍃 고객이 미용사들보다 더 똑똑하다

"번거롭게 천연 헤나는 왜 하시는 거예요?"
"세상에 100퍼센트 천연은 없어요"

미용실에 가면 고객들에게 이런 말을 함부로 한다. 천연 헤나에 대한 상식이 일반 소비자들보다 부족하다. 정말 안타까운 일이 아닐 수 없다. 필자가 오랜 동안 헤나 사업을 하면서 무수히 많은 미용사들을 만나 볼 기회가 있었다. 모두들 기본 10년 이상의 경력을 자랑하는 베테랑들이다. 하지만 미용사들은 화학 재료로만 승부한다. 그러니 화학 재료와 성격이 전혀 다른 천연 재료가 번거롭고 귀찮기만 하다.

고객의 모발과 두피가 손상되고 자극이 된다는 사실을 본인들이 더 잘 안다. 그리고 고객을 예뻐지게 하면 할수록 모발이 손상되니 나름 고민도 많다. 그러면서도 천연 재료를 폄하하고 매출에 도움이 안 된다고 밀어낸다. 심지어 천연 지향적이라 헤나를 사용 중인 고객들에게까지 제품에 대해 심한 이야기를 하는 경우도 많다. 그런 소리를 듣고 심하게 불쾌감을 호소하는 고객도 있다. 과연 고객들의 건강과 머릿결은 뒷전인가 하는 생각이 들 정도이다. 그런 미용사들은 고객의 모발을 변형시켜 스타일 내기에 앞서 본인들이 두피와 모발 전문가라는 사실을 망각하고 있는 듯하다.

앞에서 언급한 바와 같이 두피와 모발은 우리의 가장 소중한 신체의 일부분이다. 자세히 들여다볼 기회가 없기 때문에 무심하게 취급하는 것이 안타까울 뿐이다. 아마도 거울로 얼굴을 보듯이 자주 들여다 볼 수만 있다면 이야기는 달라질 것이다. 소중한 우리의 신체에 화학 염색약이나 파마약을 바를 때의 자극과 유해성에 대해 정확히 알고 사용해야 한다. 그리고 왜 가급적이면 두피와 모발에 화학적인 자극을 주면 안 되는지 경각심도 가져야 할 것이다.

고객에게 천연 헤나를 사용할 때는 어떤 재료가 좋고 나쁜지 구별할 줄 알아야 한다. 화학이 들어 있는지, 가루가 미세하게 만들어진 건지, 안에 들어 있는 영양가가 어느 정도인지 구별해야 한다. 미용업계에서 사용하는 재료는 대부분 설명서가 깨알처럼 작게 적혀 있다. 너무 작아서 젊은 사람들도 읽기도 어렵게 적어 놓았다. 그러니 화학약품이 들어 있는지, 주의 사항은 어떤 것이 있는지 잘 알지 못한다. 색이 빠르고 선명하게 나오는지 시술 결과만을 생각한다.

그리고는 세상에 100퍼센트 천연 염색은 불가능하다고 하는 것이다. 무조건 본인이 사용하는 것이 가장 좋다고만 할 것이 아니라 제품을 정확히 구별해서 사용해야 한다. 미용 재료의 원가만 생각할 것이 아니라 두피와 머릿결에 제대로 영양을 줄 수 있는 재료를 선별해서 사용해야 할 것이다.

벼는 익을수록 고개를 숙인다. 너무 다 안다고 자만하지도 말고 고객들에게 함부로 말하지 말아야 한다. 요즘 고객들은 미용사들보다 더 많은 정보를 가지고 있는 준 프로들이 많다. 고객들로부터 무시하지 당하지 않도록 천연 재료에 대해서도 귀를 열고 무장해야 진정한 두피, 모발 전문가가 될 수 있다. 고객들이 오히려 프로인지 아마추어인지 미용사를 떠보는 경우가 많다. 100퍼센트 천연 헤나에 대해 겸손한 마음으로 정확히 공부해서 프로가 되자.

천연 헤나는 처음 경험이 중요하다

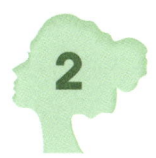

🍃 다양한 효능을 알면 몇 배의 효과

앞에서 설명한 것처럼 프로와 아마추어의 차이를 이제는 소비자들도 금방 알 수 있다. 소비자가 더욱 똑똑한 시대이니 몇 마디만 물어보아도 천연 헤나 전문가인지 아닌지 구별된다. 천연 헤나는 화학 염색약처럼 단순히 흰머리만 커버하는 재료가 아니다. 앞에서 언급한 것처럼 헤아릴 수 없이 다양한 효능이 있다.

그런데 재료에 대한 효과와 작용에 대해 제대로 전달 받지 못하고 사용한다면 같은 재료를 사용하더라도 효과는 하늘과 땅처럼 달라질 수 있다. 바르는 테크닉도 물론 중요하다. 순수한 재료로서 그 자체가 작용하는 효과가 크기 때문에 홈케어가 가능하지만, 홈케어도 전문가에게 제대로 방법을 전수받아 하는 것이 효과를 극대화시킬 수 있다.

천연 헤나에 대해서는 일단 처음 알게 되면 주변 사람들에게 빠른 속도로 전해지기 때문에 본인만 바르는 셀프케어를 비롯하여 가족들이나 지인들을 관리해줄 수 있는 기본적인 관리 방법을 알아두는 것이 매우 이득이다. 평생 나와 가족들의 모발을 책임져 줄 홈케어 방법에 대해 정확히 교육을 받는 것도 삶의 지혜가 된다.

　필자는 천연 헤나를 처음 사용한다면 우선 전문가를 찾아가라고 권하고 싶다. 인터넷을 뒤져가며 피곤하게 수많은 광고성 내용에 휘둘리다 정착 잘못된 제품을 구입하게 된다. 당장 비용은 조금 더 지불하겠지만 직접 보고 만져보고 전문가에게 핵심적인 내용을 듣는 것이 중요하다. 이것이 시간과 돈 낭비를 제대로 줄이는 방법이다.

　현대인은 시간이 돈이다. 간접적인 경험을 토대로 시행착오를 겪는 것도 시간 낭비, 곧 돈 낭비이다. 재료를 어디서든 구해다가 홈케어를 해 볼 수도 있겠지만 제대로 바르지 않는다면 재료도 낭비될 소지가 크다. 게다가 가장 큰 문제점은 재료의 특성을 제대로 모르고 접근할 경우, 효과를 보지 못해 천연 헤나에 대한 안 좋은 선입견만 생기게 된다. 보통의 경우는 천연 헤나가 트리트먼트 제품이 아니라 '염색약'이라고 생각하고 접근하기 때문이다.

　천연 헤나는 어떻게 바르든 약간의 효과는 볼 수 있다. 하지만 염색약이라고 생각하고 화학 염색약과의 구별도 제대로 하지 못한 상태에서 바르니 더 이상 효과를 바라겠는가. 다행히 전문가에게 정확히 교육을 받아 재료의 특성에 대해 제대로 알고 있는 소비자가 설명을 해 준다면 고마운 일이다. 하지만 그런 소비자가 많지 않을뿐더러 전달 받는 분도 전문가가 아닌 일반 소비자가 하는 이야기를 신뢰하지 않기 때문에 한 귀로 듣고 한 귀로 흘려버리게 된다.

전국에 천연 헤나를 취급하는 분들이 많은데 똑똑한 소비자를 이해시키고 존경 받기 위해서는 헤나 전문가로서의 자질과 지식을 갖추기 위해 꾸준히 노력해야 한다. 세상은 빠르게 변하기 때문에 취급하기 시작할 때 어설프게 공부하고 말면 곤란하다. 새로이 나오는 제품들이며 미용 트렌드, 제대로 된 헤나 관리 방법 등을 수시로 업그레이드해야 소비자를 영원한 고객으로 만들 수 있다.

🍃 평생 모발 관리에 중요한 터닝 포인트

천연 헤나는 특성이 있다. 바로 소비자들이 한 번 사용하기 시작하면 끊을 수 없는 매력이 있다는 점이다. 영원한 고객이 없다고 하는 지금과 같은 시대에 한 번 사용하면 죽을 때까지 쓰게 되는 천연 헤나는 정말 신기한 아이템이다. 따라서 헤나 전문가도 영원한 고객을 위해서 어떤 마음가짐을 가져야 할지 다시 생각해 보아야 한다. 자연스런 새치 커버와 제대로 된 영양을 주기 위해서는 시술 테크닉도 중요하다. 어설프게 시술하는 전문가가 전문가라고 할 수 있을까? 어설프게 바르면 고객들이 먼저 알아본다. 재료에 대한 정확한 이해와 고객 지도 방법, 시술 방법 훈련에 대한 투자가 반드시 필요하다. 그렇지 않으면 헤나 전문가라 할지라도 경쟁에서 뒤처지게 되어 있다.

보통 사람들이 천연 헤나를 주로 처음 접할 때는 일반 소비자를 통해 접하는 경우가 많다. 모발 상태가 가늘고 빠져서 형편없었던 친구였는데 어느 날 윤기 나는 풍성한 스타일로 나타나는 경우, 그런 자리에서 정보를 듣게 되는 경우가 가장 많다. 사용해 보고 감동을 받아 주변 지인들에게 적극적으로 정보를 전달하는 경우이다.

아니면 본인이 천연에 대한 정보를 찾다가 사용해 보는 경우가 있다. 요즘 젊은 사람들이 천연이나 환경에 무관심해 보이기도 하지만, 천연과 환경에 대한 올바른 의식을 가진 친구들은 기성세대보다 더 똑똑하다. 이와 같이 적극적으로 정보를 구하는 경우는 전문가를 찾을 확률이 높아 제대로 사용할 수 있다. 의도적이든 의도적이지 않든 중요한 터닝 포인트를 맞이 하는 것이다.

🍃 나 자신을 혹사시킨 댓가...극손상모

본인의 모발 상태가 너무 심각한 경우, 안타까운 마음에 주변에서 천연 헤나에 대한 정보를 알려주게 된다. 몇 백 만원씩 하는 고가의 관리도 아니고 조금만 투자하면 큰 효과를 볼 수 있는 정보인데 지레 선입견을 가지고 받아들이지 않는 경우가 있어 참으로 안타깝다.

이와 같이 전문가의 손을 거치지 않고 천연 헤나를 접하게 되면 본인의 모발 특성에 맞는 상담과 효과에 대한 구체적인 이야기를 듣지 못하고 오로지 본인의 직접 체험을 통해 몸으로만 느껴야 하니 효과에 한계가 있는 것이다. 천연 헤나의 효과를 빨리 보는 방법이 있다. 초반에 자주해야 하고 색상에 대한 이해도 있어야 한다. 그냥 트리트먼트라고 생각해서 한 번 발라본다면 무리가 없겠지만 평생 모발 고민, 염색 고민 없이 살 수 있는 소중한 재료라면 정확한 정보를 구하는 것이 필요하다.

모발의 특성에 따라 천연 헤나를 바른 후의 느낌이 다르다. 처음 발라 보았는데 머리카락에 손이 들어가지 않을 정도로 뻣뻣함을 느끼는 경우가 있다. 이러한 경우는 머리카락을 얼마나 혹사시켰는지 반성해야 한다. 천연 헤나는 거칠어진 큐티클층에 달라붙어 모발을 매끈하게 만드는 과정을 거치는데 한 번에 약 10~20퍼센트만 달라붙어 개선된다. 따라서 극손상 모발일 경우 최소 3회까지는 모발이 더 뻣뻣하게 느낄 수 있다. 모발을 그토록 혹사시켰으니 시간을 투자해야 좋아진다. 사용 중인 트리트먼트가 있다면 약 3회 정도만 같이 사용해서 뻣뻣함을 해소시키고, 찰랑거리는 모발을 빨리 원한다면 천연 헤나를 매일 발라보자.

일주일만 매일 시간을 투자하면 극손상 모발도 금방 좋아진다. 현미경으로 모발을 들여다보면 극손상 모발은 큐티클층이 선인장 가시처럼 모두 들떠 있거나 촛농처럼 녹아내린 상태를 보인다. 이런 상태를 가지런하게 만들어 매끈한 머릿결을 만들려면 평균 2주일에 5회, 아주 심하면 한 달에 10회 정도 소요된다. 빨리 좋아지고 싶다면 매일 바르면 되는데 초반에만 집중 관리가 필요하다.

모발과 두피 상태에 따라 초기 집중 관리 후의 스케줄이 달라진다. 필자의 경험상 초기 집중 관리가 완료되면 탈모가 심한 경우는 일주일에 1회, 모발이 가늘어 고민인 경우는 2주에 1회, 정상 모발인 경우는 3~4주에 1회 정도 헤나 팩을 보충해 주도록 권한다. 해를 거듭하고 사용 횟수가 늘어날수록 두피와 모발은 점점 더 좋아질 것이다. 천연으로 난생 처음 영양을 공급 받은 행복한 두피와 모발을 상상하면서 꾸준히 사용해 보길 바란다. 우리 몸이 고맙다고 여러분께 풍성한 모발을 선사할 것이다. 화학 염색약은 이제 사용할 일이 없으니 두피가 더 이상 혹사 받지 않을 것이고, 자체적인 볼륨감이 생겨 화학 파마를 하는 횟수도 줄어들 것이므로 모발이 화답할 것이다.

천연 헤나 전문가를 만나 우리 몸에 독한 화학 염색약과 파마약에 대한 원리와 독성에 대해 들어보자. 이러한 성분을 우리 몸에 바르지 않을 수 있도록 정확한 설명을 듣는 것만 해도 행복한 일이 아닐 수 없다. 천연 헤나 전문가의 말을 새겨듣고 나 하나를 시작으로 주변 사람들도 화학 염색약의 고통에서 구한다면 매우 의미 있는 일이 될 것이다. 현재와 미래의 환경을 생각하고 건강을 생각하는 의식 있는 소비자의 역할이 매우 중요하다. 전문가를 만나면 여러분도 천연 헤나 전문가가 될 수 있다.

얼굴 성형보다
머리 성형이 우선이다

🌿 얼굴도 머리도 평소 생활 습관이 중요하다

최근 70대인 고객 한 분이 방문했다. 시원한 흰색에 남색 가로 스트라이프 원피스를 입고 오셨다. 아직도 직장 생활을 하는 고객인데 천연 헤나에 입문한 지 5년 정도 되었다고 했다. 새치가 늦게 나는 바람에 60대에 천연 헤나를 접했는데 자연스러운 새치커버에 40대라고 해도 믿을 만한 모발 상태였다. 천연 헤나를 오래 사용한 올케가 여러 차례에 걸쳐 적극 추천했다는데, 처음에는 건성으로 듣다가 사용하게 된 경우이다.

자세히 봐야 나이를 피부 상태로 겨우 가늠할 수 있을 만큼 모발 관리를 잘한 케이스이다. 앳되게 커트한 상태로 가끔은 파마도 하고 있었다. 천연 헤나를 하면 모발이 건강해져서 파마가 빨리 풀어진다고 설명했더니 이해가 된다고 한다. 다양한 헤나의 효과를 전달하니 다른 데서는 그런 설명이 전혀 없었다며, 듣고 나니 도움이 많이 되었다고 했다. 얼굴 성형도 중요하지만 머리 성형이 사람의 전체적인 실루엣을 좌우한다는 사실을 절실히 느낄 수 있었다.

보통 간과하는 사실이 두피와 얼굴 피부가 연결된 부위라는 점이다. 두피가 건강해야 얼굴의 혈색과 주름도 함께 관리된다. 파마와 염색은 모발이 생성되는 모낭을 위축시켜 탈모를 유발하고 염색약에 들어 있는 색소가 얼굴 톤에도 영향을 미친다. 또한 한 가지 염두에 두어야 할 점은 여름철에는 자외선에 의해 두피의 콜라겐 층이 줄어들고 진피가 얇아지므로 모낭이 있을 공간 자체가 줄어들어 탈모가 발생할 수 있다. 그만큼 여름철에는 두피가 얇아지므로 파마나 염색을 자제하는 것이 바람직하다.

얼굴 피부는 물론이고 모발이 건강하려면 먹는 것도 매우 중요하다. 《대머리를 기만하지 마라》의 저자인 방기호 원장에 따르면, 신체와 피부 노화 및 탈모가 생기는 원인이 영양 부족에서 오는 것이 아니라 영양 과잉에서 온다고 한다. 채식과 현미밥 위주의 소식을 해야 탈모도 예방하고 풍성한 모발에 빛나는 피부를 가질 수 있다는 것이다. 필자도 최근 다이어트를 위해 아침에는 과일, 점심과 저녁은 현미밥과 귀리를 주식으로 먹고 있는데 번거롭기는 하지만 효과가 있다. 채식과 현미에는 효소가 풍부하여 신체 노화를 지연시킨다. 또한 소식을 하면 영양 과잉에 의한 호르몬 불균형을 막아 탈모에 매우 효과적이라고 하니 탈모로 고민인 분들은 꼭 참고하길 바란다.

천연 헤나를 통해 두피와 모발의 이야기를 하게 되는데, 더불어 우리가 먹는 음식과 환경에 이르는 전반적인 관찰이 필요하다. 평소에 모발 성형을 하려면 먹는 음식, 청결 등의 관리, 화학 파마나 염색 제품 사용 지양, 스트레스 완화, 혈액 순환, 천연 헤나를 이용한 두피 관리가 중요하다. 예뻐지는 것도 부지런해야 가능하다. 평소 생활 관리에 좀 더 신경을 써야 한다.

그래도 나이가 들면 중력에 의해 피부가 처지고 주름이 생기니 여자라면 얼굴 성형의 유혹을 받는다. 얼굴 피부도 평소 관리가 매우 중요하다. 갑자기 주름을 펴기 위해 필러를 넣고 당기면 부자연스럽다. 머릿결이 중요하듯이 얼굴도 피부 결이 중요하다. 얼굴이든 머리든 인위적인 방법은 부작용이 뒤따른다. 성형을 많이 한 연예인들을 보면 나이가 들수록 더 부자연스럽고 인상이 강해 보이는 이유이다.

🌿 최악의 제안인 가발 쓰기

매스컴에서도 최근 천연 헤나에 대한 이야기가 연예인들 사이에 자주 회자되고 있다. 실제로 사용하는 연예인들도 젊은 층에서 중년 배우까지 다양하다. 오래 전 케이블 방송에서 그룹 부활의 리더인 김태원 씨의 부인이 남편에게 천연 헤나 바르는 장면이 나왔다. 스타일에 신경을 쓰는 만큼 모발이 가늘어지고 약해지니 천연 헤나에 관심을 갖는 것이다.

이러한 천연 방법을 모르고 모발 상태가 악화되면 가발을 쓰는 연예인도 많이 볼 수 있는데, 나이가 들어서 유난히 머리가 풍성하면 가발인 경우가 많다. 모발이 약하고 흰머리가 신경 쓰이면 한 번에 해결해 주는 가발의 유혹을 받게 된다. 하지만 가발은 쓰면 쓸수록 모발이 눌려서 더 주저앉고 통풍이 되지 않아 모발과 두피 환경이 더욱 악화된다.

한 번은 음식점에서 어떤 분 모발이 풍성하기에 연세에 비해 머리가 건강하다고 칭찬해 드렸더니 갑자기 가발을 쓱 벗는 게 아닌가. 마침 가발 사업을 하는 분이라고 했는데 본인의 사업을 홍보하려는 의도였는지 깜짝 놀랐다. 그런데 가발을 벗은 본인의 머리는 정작 너무 형편없이 찌그러져 있고, 볼품이 없어 매우 안타까웠다. 게다가 가발은 털모자를 쓴 것처럼 보온 효과가 있는데, 겨울을 제외한 나머지 계절에는 햇빛의 직사광선으로 가발이 뜨거워진다. 게다가 가발 내부까지 후끈거리니 두피에는 정말 최악의 환경을 만든다. 앞으로 남아 있는 머리카락의 생존 여부도 불안하다.

미용실도 고객들의 모발을 건강하게 만들어 주려는 노력보다는 화학 염색과 파마를 반복하다가 나중에 결국 머리카락이 줄어들면 비싼 가발을 권하는 곳들이 있다. 정말 최악인 경우가 아닐 수 없다. 미용사도 양심에 손을 얹고 반성해봐야 할 부분이다. 어찌 고객의 머리를 화학 약품으로만 관리하다가 나머지 머리카락까지 빠지는 가발을 권할 수 있는지…. 너무 한다는 생각이 든다. 조금만 고민하면 본인의 건강도 챙기고 고객의 모발도 살릴 수 있을 텐데 말이다.

필자가 다니는 미용실 원장님이 있는데 40년 넘게 미용업에 종사한 분이다. 얼마 전 갑자기 중풍(뇌졸중) 증세로 안면이 마비되었다는 안타까운 소식을 들었다. 헤나 관련 일을 하면서 천연 헤나에 관심이 있는 미용실 원장님을 많이 접하는데 미용인들은 작업 환경이 매우 열악하다. 매일 손으로 흡수되고 코로도 마시니 경피독(經皮毒, 피부를 통해 들어가는 독)과 경기도독(經氣道毒, 기도를 통해 들어가는 독)이 우려된다. 그래서일까. 실제로 미용사의 뇌질환이나 자궁암, 유방암, 치매 발생률이 높다는 보고서가 외국에서 다수 발표된 바 있다.

피부도 그렇지만 모발에도 악영향을 주는 스트레스는 우리가 가장 경계해야 할 요인이다. 필자도 무리하게 일을 하다가 우울증에 걸려 심하게 고생을 한 적이 있다. 온몸이 아프고 아무 일도 할 수가 없었는데, 정신과 약을 피해 보려고 한의원이며 경락이며 백방으로 노력했지만 결국은 약을 먹고 치료했다. 정신과 약을 먹으면 의존증도 생기고 자살 충동도 더 높아진다는 등 부작용만 더 부각되어 우울증을 참고 넘기려는 분들이 많다. 급성으로 오는 우울증은 초기에 대응하면 약을 오래 먹지 않고 부작용 없이 해결할 수 있다. 하지만 그냥 두면 몸은 몸대로 망가지고 정신까지 피폐해진다. 두피와 모발도 스트레스로 인한 자가 면역 질환에 의해 흰머리가 갑자기 늘거나 심각한 탈모로 이어질 수 있다.

건강한 몸은 건강한 정신에서 비롯된다. 약에 대한 부작용만 과장되게 해석해서 참다가 극한 경우 자살에 이르는 경우도 있으니 빠른 대응이 필요하다. 정신 건강에 문제가 생기면 신경 전달 물질 분비에 이상이 생기는 것이기 때문에 본인의 의지로 극복하기 어려운 경우가 많다.

모발 건강과 피부 건강, 정신 건강을 위해 번거롭더라도 평소의 생활 습관에 신경을 써야 할 것이다. 요즘 아이들은 인스턴트와 화학제품, 스트레스에 더 많이 노출되어 있어 걱정이 아닐 수 없다. 아이들의 조기 탈모 요인들이 많아져 어른인 나 자신과 함께 좀 더 신경을 써야 한다. 어찌 보면 평소의 꾸준한 관리가 필요한 모발 관리는 우리의 건강한 생활과 밀접한 관련이 있다.

머리에 자연의 색과 에너지를
충전하는 법을 배워라

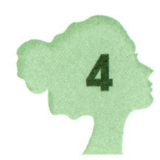

🌿 헤나향의 심신 안정 효과와 자외선 차단 효과

미용실이라는 공간을 생각해보자. 여자들은 실연을 당하면 머리를 하러 간다는 말이 있듯이 심경의 변화가 있거나 기분 전환을 할 때 가게 되는 곳이 바로 미용실이라는 장소이다. 미용실은 가격이 천차만별이다. 한때 지나친 바가지 상술로 인해 소비자 불만이 많아지자 들어오는 입구에 가격표를 게시하도록 의무화되었다. 기분 전환을 위해 머리를 하러 갔다가 바가지 상술에 말도 못하고 오히려 기분을 도로 망쳐서 온 기억이 누구나 있을 것이다.

요즘은 단골 고객 확보를 위한 마케팅 방법으로 처음에 100만 원이나 50만 원을 미리 예치하면 할인을 해주는 매장들이 많다. 고객들 중에는 거액을 예치해 두고 파마 값이나 커트 값으로 얼마가 차감되는지 확인하지 않는 경우도 많다. 필자의 고객 중에 본인의 파마 값이 15만원에서 그 때 그 때 다르다는 사실을 뒤늦게 알게 된 분도 있다. 필자는 개인적으로 대형 미용실은 젊은 디자이너도 자주 바뀌는데다 가격도 터무니없이 비싸고 과한 서비스도 부담스러워서 오히려 개인 미용실을 선호한다.

사실 일 때문에 가는 경우를 제외하곤 미용실에 자주 가는 편은 아니다. 천연 재료만 다루다 보니 염색약과 파마약이 진동하는 공간을 본능적으로 기피하게 되는 것이다. 어쩌다 원장님들과 상담이라도 다녀오면 기분 탓인지 이상하게 더 피곤함을 느끼기도 한다.

그에 반해 천연 헤나 전문점을 방문해보면 향기로운 풀냄새에 벌써 심신이 안정되는 기분이다. 고객을 관리하는 헤나 전문가들의 표정도 항상 밝다. 건강을 해치는 것이 아닌, 건강과 모발을 좋아지게 하는 100퍼센트 식물이기 때문일 것이다. 고객들의 반응도 뜨겁다.

"지금까지 이런 재료가 있는지 몰랐네요, 알았으면 진작 사용했을 텐데요."
"머릿결이 너무 좋아지고 잔머리도 길어지면서 새로 나는 게 보여요."
"비듬이랑 피지가 고민이었는데 두피가 말끔해졌어요."
"머리가 많이 빠져 고민이었는데 탈모가 반으로 줄었어."
"모발이 두꺼워져서 자주 하고 싶어요."
"모발이 촉촉해서 그런지 겨울철에 정전기도 덜하네요."
"자연색으로 흰머리까지 커버되니 정말 좋아요."

고객의 이러한 반응을 들으면 헤나 전문가들의 어깨가 으쓱해질 정도로 정말 기분이 좋다. 그러니 입소문을 타고 천연 헤나의 열풍이 거센 이유이다. 필자도 처음 헤나를 접했을 때의 순간을 아직도 잊지 못한다. 향긋한 풀냄새에 모발에 힘과 에너지가 느껴지는 감동을 말이다. 처음 천연 헤나를 접하는 소비자들은 모두 같은 기분일 것이다.

천연 헤나 자체의 효과로도 발모가 될 수 있는 두피 여건이 형성되어 머리숱도 점차 좋아진다. 또한 안정과 행복을 느끼는 뇌신경 전달 물질인 세로토닌도 분비되어 탈모 예방에 도움이 된다. 게다가 자외선 차단 효과가 있는 헤나 성분이 모발에 입혀지면 여름철 뜨거운 자외선으로부터 두피와 모발을 보호하는 데 중요한 역할을 한다. 따라서 두피의 콜라겐 층이 파괴되어 진피가 얇아지는 것을 보호하려면 휴가철이나 야외 활동이 많은 시기일수록 헤나 관리를 꼼꼼히 해야 한다.

🌿 에너지를 충전해 주는 천연 헤나의 레드

천연 헤나를 사용하는 고객의 경우, 머리카락 색이 약한 붉은 빛을 띠게 된다. 앞에서도 언급했듯이 붉은 색의 기운은 건강과 에너지를 상징한다. 누군가 천연 헤나로 새치가 붉은 빛으로 보이더라도 좋다 나쁘다 지적은 삼갔으면 좋겠다. 인디고 제품을 사용하면 갈색을 표현할 수 있지만, 천연 헤나 100퍼센트를 사용하는 것이 가장 영양 효과가 뛰어나기 때문에 붉은 색을 고집하는 것이니 개인 취향에 괜한 지적은 상대방의 기분을 상하게 한다. 필자는 개인적으로 붉은 색을 선호한다. 밝은 오렌지색을 띠는 소비자는 천연 헤나를 자주 사용하지 않아서일 가능성이 있다. 천연 헤나는 자주 하면 오렌지색이 쌓여 깊은 레드 색감을 표현하므로, 자주 사용해서 영양도 충분히 주고 색감도 안정적으로 표현하는 것이 바람직하다.

오히려 흰머리 커버를 위해 탁한 검정색으로 화학 염색을 하는 것이 더 답답해 보인다. 지금은 내추럴한 것이 대세이기 때문에 자연스럽게 그라데이션을 이루는 새치 커버가 더 젊어 보이는 효과가 있다. 헤나의 오렌지 색감은 경단백질인 머리카락, 손톱, 발톱에만 영구적으로 남아 있고 피부에 묻은 것은 반영구적이기 때문에 하루 이틀이면 사라진다. 머리에 헤나 팩을 하게 되면 헤어라인에도 물이 드는데 천연 성분이고 금방 사라지므로 걱정하지 않아도 된다. 만일 물 드는 것이 신경 쓰인다면 오일이나 크림 등을 헤어라인에 미리 발라두면 된다.

식물인 천연 헤나의 학명은 로소니아 이너미스(Lawsonia inermis)라고 소개한 바 있는데, 서양에서도 오래 전부터 내추럴을 선호하는 경향이 강해 유럽권에서 천연 염색 재료로서 각광을 받아왔다.

최근 50년 동안 산업화되면서 식품에 넣는 인공 화학 첨가물이 급격히 발달하여 우리 몸에 악영향을 미치고 있다. 화학 염색과 파마약도 산업화와 더불어 급속히 보급되어 두피와 모발을 혹사시키고 있다. 인도에서 재배되어 기원전부터 전세계적으로 사용되던 천연 재료인 헤나와 화학 염색약은 비교 자체가 불가능하다. 천연 헤나는 모발에 영양과 힘, 에너지를 주면서 흰머리까지 커버되다보니 염색약으로 들어와 많은 오해를 받았다.

🌱 천연 헤나의 항균, 항염 효과

저급 헤나에 유독한 PPD(파라페닐렌디아민) 등의 화학 염모제를 섞은 가공 헤나가 미용업계에 유통되면서 천연 헤나의 장점이 대부분 가려졌다. 필자가 헤나에 푹 빠져 사업을 하면서 다양한 탈모 관련 서적을 읽어 보니, 결국은 스트레스 완화와 항산화 작용을 통한 모공의 정상화가 중요한 이슈라는 점을 깨달았다.

시간적 여유가 있다면 다양한 항산화 천연 재료로 발모에 도움이 되는 액기스를 만들어 사용하면 좋다. 하지만 천연 헤나가 그러한 효능을 충분히 가지고 있으므로, 헤나에 대해서만 정확히 알고 있어도 많은 도움이 된다. 유전적인 탈모나 스트레스에 의한 탈모 등에 있어 외적인 항산화 작용과 두피 모발 보호 작용은 충분하기 때문이다.

두피 관리를 위해 강한 수류나 면봉으로 자극을 주는 것도 모공에 염증을 유발할 수 있으므로 주의해야 한다. 천연 헤나는 불필요한 비듬이나 각질을 불려 모공을 보호하면서 자연스럽게 각질과 비듬을 제거해준다. 물론 비듬균에 의한 비듬도 헤나의 항균 효과 때문에 주기적으로 사용하면 예방할 수 있다. 또한 모낭충에 의한 모낭염도 헤나의 항균, 항염 작용에 의해 진정되고, 모낭충이 싫어하는 환경이 만들어지므로 예방할 수 있다.

천연 헤나를 꾸준하게 자주 사용하면 매우 특별한 다양한 효과를 기대할 수 있다. 파마를 하지 않아도 볼륨감이 생기고 염색을 하지 않아도 흰머리 걱정을 하지 않게 된다. 하지만 식습관이 불규칙적이고, 과식에 술과 담배로 찌들어 있고, 수면부족과 더불어 스트레스를 많이 받는다면 천연 헤나 관리도 효과가 반감될 수 있다. 천연의 에너지를 받아들이면서 동시에 우리의 식습관과 정신적인 스트레스 부분도 한 번 되짚어 보는 기회를 가지자. 천연 풀잎을 갈아서 만든 헤나를 통해 식물의 피토케미컬 에너지와 항산화 및 두피 진정 작용, 항균·항염 작용을 충분히 느껴보자.

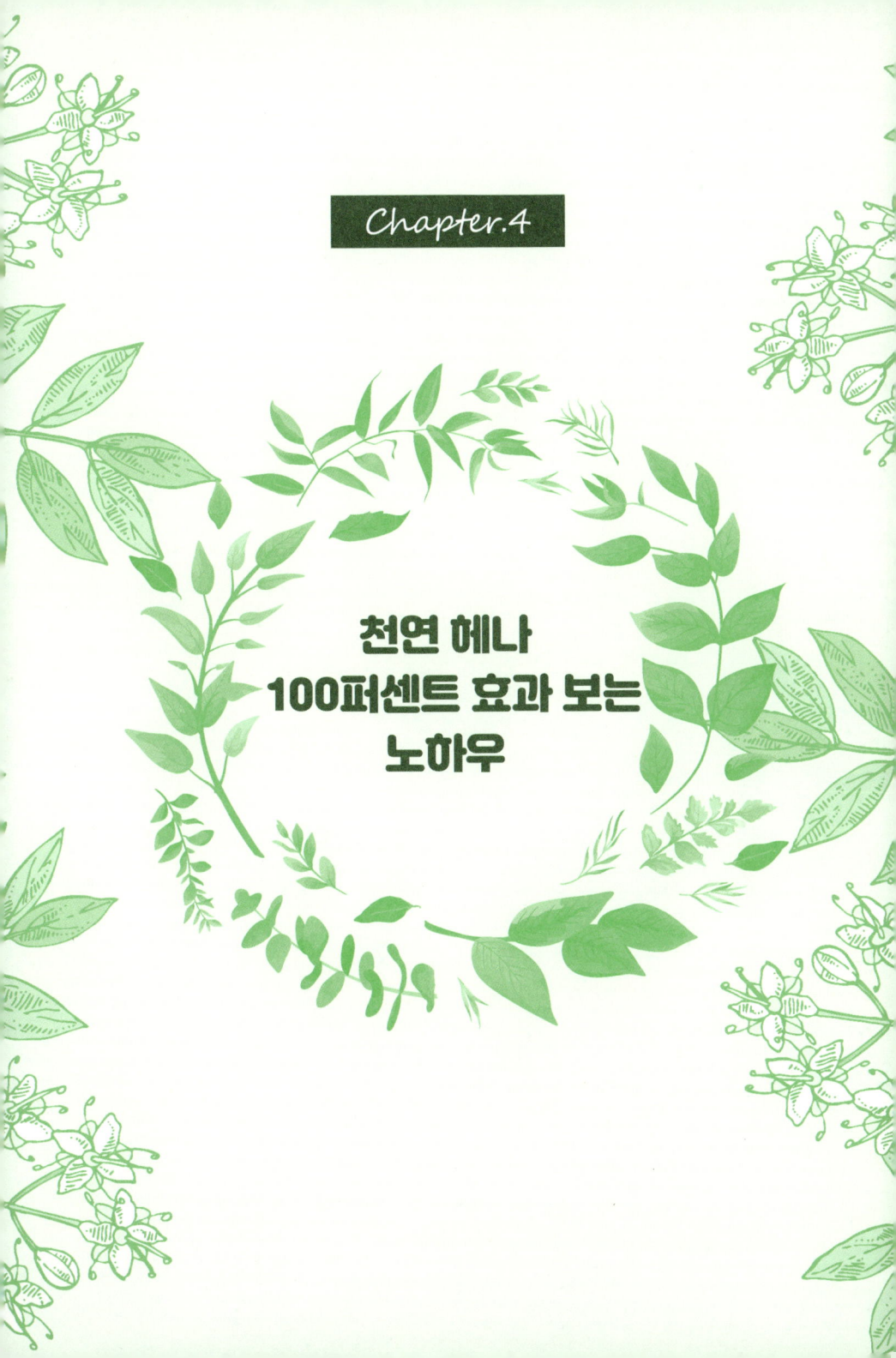

Chapter.4

천연 헤나
100퍼센트 효과 보는
노하우

새치와
흰머리의 차이

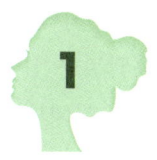

🌱 새치와 흰머리가 나는 이유

"흰머리 염색이 너무 번거롭고 귀찮아 죽겠어요."
"흰머리가 나지 않게 하는 약을 개발하면 노벨상 감인데 말이죠."

천연 헤나로 관리를 받는 고객들이 하나같이 하는 말이다. 얼굴이 하얗고 모발 색이 약한 서양인들에 비해, 얼굴이 노랗고 모발이 검은 동양인들에게 흰머리는 더욱 거추장스러운 존재가 아닐 수 없다. 새치 커버를 안 하자니 나이가 한참 더 들어 보이는데다 자기 관리를 안 하는 것처럼 비춰지니 신경이 많이 쓰인다. 모발이 많이 약하고 흰머리가 많지 않은 필자의 경우도 헤어 라인과 귀밑머리에 조금이라도 희끗한 게 보이면 신경이 쓰인다.

나이가 들면 누구나 자연스럽게 흰머리가 나게 된다. 서양인은 30대 중반, 동양인은 30대 후반, 아프리카인은 40대 중반에 주로 난다고 한다. 노화의 상징인 흰머리가 30대 후반이 아닌 10~20대에 빨리 보이면 새치라고 한다. 흰머리나 새치가 나는 이유는 모낭에서 멜라닌 색소를 생성하는 기능이 떨어지기 때문이다.

멜라닌 생성 기능은 노화 이외에도 갑상선 기능, 빈혈, 골감소중, 당뇨병, 신장병 등과도 관계가 있다. 또한 스트레스를 많이 받으면 아드레날린 분비로 혈액 순환에 장애를 일으키면서, 머리 영양을 공급하는 모근 혈관이 수축되어 흰머리가 많이 나기도 한다. 평소 스트레스 관리에 신경을 써야 하는 이유이다.

> 흔히들 블랙 푸드를 먹으면 검은 머리가 난다고 알려져 있다. 블랙 푸드에는 안토시아닌이 많이 들어 있는데 안토시아닌은 항산화 효과가 뛰어나 노화 예방에 도움이 된다. 하지만 검은 머리가 날 때는 티로신이라는 아미노산을 멜라닌으로 변환하는 티로시나아제라는 효소가 작용한다. 따라서 우유, 치즈, 버터 등의 카제인 단백질에 많이 포함되어 있는 티로신을 많이 섭취하는 것도 도움이 된다
>
> (방기호, 《대머리를 기만하지 마라》 은행나무, 2012 본문 인용)

필자의 고객 가운데도 10대부터 새치가 났다는 분들이 꽤 있다. 필자의 작은 딸도 중 고등학교 시절부터 새치가 간혹 보여 신경이 무척 쓰였다. 남편도 고등학교 때부터 새치가 나서 지금은 거의 전체가 흰머리기 때문에, 딸이 유전적인 소양을 받았을까 봐 걱정이

다. 그래서 중고등학교 때는 틈만 나면 천연 헤나로 두피 관리를 해주었다. 긴 머리를 고수하는 바람에 재료가 많이 들긴 했다. 하지만 두피가 헤나 팩을 통해 쿨링되면서 스트레스 완화에 도움이 되어 새치 관리 차원에서 많은 효과를 보았다.

새치나 흰머리가 생기는 메커니즘은 같기 때문에 둘을 구분하는 게 특별한 의미는 없지만 왠지 흰머리라고 하면 어감이 더 나이 들어 보인다. 외관상 드문드문 보이면 새치라고 하고, 집중적으로 빼곡히 나면 어쩔 수 없이 흰머리라고 표현한다. 일단 새치나 흰머리는 생기면 없앨 수는 없다. 덜 나게 평소에 관리하는 것이 중요하다.

새치가 날 때 화학 염색이 몸에 안 좋은 걸 알고 그냥 뽑아 버린다는 고객들이 많다. 하지만 숱이 많은 경우라도 머리카락을 그냥 뽑으면 위험하다. 뽑으면 새치가 더 난다는 속설도 있는데 이는 근거 없는 이야기이다. 새치가 더 많이 나서가 아니라 머리카락을 뽑을 때 모낭에 상처를 입혀 모낭염이 생길 수 있고, 이것이 탈모로 이어질 수 있으니 꼭 주의가 필요하다. 차라리 뽑지 말고 가위로 짧게 자르기를 권한다.

자르거나 뽑거나 해도 불편한 점이 있다. 한 달 정도는 새치가 잘 보이지 않지만 뽑은 모낭 자리에 머리카락이 다시 나면서 잔디처럼 삐죽 솟아나기 때문에 눈에 더 두드러진다. 있는 모발은 가능하면 뽑아서 없애지 말자. 젊을 때야 아쉬울 게 없지만 나이가 들면 머리카락 한 올 한 올이 얼마나 소중한지 모른다.

🌿 흰머리 예방은 스트레스 관리가 최고의 관건

지하철을 타게 되면 사람들의 머리를 유심히 관찰하게 된다. 요즈음은 유달리 탈모 인구도 매우 많고, 흰머리로 그냥 다니는 사람도 많다. 나이를 불문하고 새치와 흰머리 및 탈모 인구가 엄청난 속도로 늘어난다는 것을 눈으로 확인할 수 있다.

모발과 두피에 좋지 않은 영향을 주는 요인은 다양하다. 우선 대표적으로 스트레스, 음주, 흡연, 다이어트, 각종 환경오염, 오존층 파괴에 의한 강한 자외선, 파마, 염색 등을 들 수 있다. 현대인들은 스트레스 관리가 무엇보다 중요하다. 사회생활을 하는 남자들도 스트레스가 이만 저만이 아니라 불쌍하다. 하지만 아이를 키우면서 받는 여자들의 스트레스도 만만치 않다.

나도 그렇지만 인간은 일어나지도 않을 일에 대해 앞당겨 걱정하고 상상하면서 스트레스를 받는다. 어떤 일이든 미리 걱정한다고 해결될 일은 아무 것도 없다. 오히려 일어나지 않을 일에 대한 걱정은 묻어 두고, 긍정적인 목표와 계획을 통해 인생을 설계해 나가는 것이 중요하다. 필자도 부정적인 생각을 하면서 스트레스를 심하게 받아 우울증까지 심하게 겪을 때를 자주 회상한다. 몇 년 전 일인데, 매장 확장을 계기로 스트레스를 엄청나게 받았다. 앞으로 매장이 잘 운영될지, 일할 인원이 잘 구성될지, 투자한 돈을 손해 보지 않을지 등등이었다. 지금 생각해 보면, 매장 운영은 아직도 현재 진행형이라 커다란 손해를 본 것도 아니었고 문제가 되지도 않았다. 하지만 그때는 부정적인 미래를 상상하면서 나를 괴롭히는 일에 집중했다. 긍정적인 마인드를 가지고 사업에 대해 미리 계획하고 구체적으로 대비했으면 좋았을 텐데 그러지 못했다.

스트레스의 근본적인 원인은 나 자신이 준비가 되어 있지 않은 것에 있었다. 하지만 인생에 있어 어떤 경험도 버릴 것은 없다. 그때의 경험을 계기로 필자는 더욱 성장했고 미리 고민하기에 앞서 먼저 행동으로 보여주는 사람이 되었다. 독서를 통해 나 자신을 단단히 만들게 된 것도 그때를 계기로 가능했다.

지금은 어떤 일을 추진하기에 앞서 먼저 공부하고 준비한다. 그리고 긍정적인 마인드로 행동에 나선다. 잘될 수 있다는 마음가짐이 새로운 아이디어와 계획으로 이어진다. 아이디어와 계획을 구체적으로 메모하고 주변 사람들에게 알리면서 더욱 가시화되는 경험을 하고 있다. 젊을 때부터 이러한 경험을 쌓았더라면 많은 실수를 줄였을 것이다.

50대 중반이라도 나 자신을 점검하고 긍정적인 방향으로 준비할 수 있게 되어 감사하다. 이를 바탕으로 요즘은 발전적인 일을 위한 긍정적인 스트레스를 즐기고 있다. 무겁고 심각하고 부정적인 스트레스에서 벗어나는 방법도 자꾸 훈련하고 있다. 그리고 주변 지인들한테도 내가 겪은 방법에 대해 알려주려고 애쓴다.

사람은 근본적으로 혼자라는 생각이 든다. 남편도 아이들도 소중하고 더불어 살아가지면 결국 결혼 여부를 불문하고 홀로 서기에 노력해야 한다. 가족들 때문에 너무 스트레스 받지 말고 어느 정도는 객관적인 시각으로 바라보는 것이 서로를 위해 도움이 된다. 가족끼리 서로 너무 간섭하는 것도, 잘되라고 잔소리하는 것도 오히려 역효과만 가져온다. 필자의 경험에서 나온 생각이다. 남편도 자식도 서로 친구처럼 지내는 것이 스트레스 받지 않고 지내는 방법이라 추천하고 싶다.

새치나 흰머리가 나는 가장 주요 원인인 부정적인 스트레스를 줄이고 긍정적이고 발전적인 스트레스로 바꾸는 방법은 나를 위해 홀로 서기를 하는 것이다. 주변 사람들 때문에 너무 스트레스 받지 말고 본인의 발전을 위해 노력한다면, 그 모습 때문에 주변에 더욱 긍정적인 영향을 줄 수 있다. 이와 더불어 천연 헤나와 함께 예방하면서 아름다운 나를 가꾸고 발전적인 미래를 설계하길 바란다.

10대 : 조기새치로 노인이냐 놀림 받는 아이들의 자존감 세우기

🌿 조기 새치로 인한 10대들의 상처

"할아버지도 아니고 머리에 흰머리가 있네? 노인네야 노인네, 하하하."

도서관에 자주 가면서 공부에 열심인 아이들의 머리를 유심히 관찰할 기회가 많아졌다. 10대인 것 같은데 새치가 군데군데 보이는 것을 보면 공부하느라 애쓰는 모습이 안쓰럽게 느껴진다. 게다가 친구들의 놀리는 목소리가 필자의 귓가에 맴도는 것 같다.

필자의 고객들 중에는 20대들도 많다. 어렸을 때부터 새치 때문에 고민이 많았는데 몸에 안 좋은 화학 염색을 하기보다는 천연 헤나를 찾아온 경우이다. 이런 친구들은 10대 때부터 새치가 고민인 경우가 대부분이다. 친구들로부터 "노인네냐? 무슨 흰머리야?"라고 놀림을 받아서 너무 괴로웠다고 털어 놓는다. 겨우 몇 가닥씩 보이는 새치를 감추려고 화학 염색을 머리 전체에 다 하기도 괴롭고, 뽑아도 다시 나온다. 그렇다고 그냥 두자니 놀림을 당해 너무 힘들었다고 한다.

중년들도 흰머리로 다니면 주변 사람들의 잔소리가 괴로운데 아이들은 오죽할까 싶다. 게다가 예민한 사춘기에 제일 소중하게 생각하는 친구들로부터의 놀림은 엄청난 상처가 된다. 10대들의 주요 스트레스 원인을 살펴보면 학교 성적, 소셜미디어, 교우 관계 등이 꼽힌다. 한창 친구가 소중하고 세상 무엇과도 바꿀 수 없는 존재일 시기인데 친구들의 한 마디가 얼마나 속이 상할까.

필자가 학교를 다니던 시절에는 새치가 나는 친구들이 거의 없었다. 새치보다는 머리를 제대로 감지 않아서 비듬이나 기름기가 흐르던 지저분한 친구들이 많았다. 지금은 아이들이 다른 이유로 머리를 많이 혹사시킨다. 다양한 스트레스와 공부로 머리를 혹사시키고, 연예인을 따라 방학 때 염색까지 하느라 머리를 혹사시킨다.

가뜩이나 공부 때문에 스트레스를 받아 새치가 나는 나이가 빨라지고 있다. 게다가 나이 들면 하기 싫어도 해야 하는 화학 염색을 너무 어린 나이부터 접하게 된다. 이에 혹사당한 두피 모낭에서 멜라닌 색소를 만드는 세포의 기능이 저하되어 더 빨리 새치를 만들고 있다. 당연히 원형 탈모나 두피 문제도 심각하다. 머리를 많이 쓰니 뜨거워져서 두피도 건조하고 각질도 잘 생긴다.

아이들의 샴푸 방법을 살펴보면 화학 샴푸로 너무 자주 감는 것도 문제이다. 또한 샤워하는 생활 패턴이 자리 잡으면서 서서 머리를 감기 때문에 화학 샴푸 성분이 잘 헹구어 지지 않아 두피 상태도 걱정이다. 게다가 머리를 감고 말릴 시간도 없이 학교나 학원으로 뛰어 가야 하니 축축하고 냄새 나는 머리에 곰팡이 균이나 비듬균이 잘 자라는 환경이 만들어진다. 가끔은 아이들의 두피 환경도 한 번씩 점검해 볼 필요가 있다.

부모님들이 조그만 더 관심을 갖는다면 사랑하는 사춘기 자녀들의 어린 세포가 화학 약품에 혹사당하는 것을 막을 수 있다. 아이들은 우리 미래의 꿈나무이다. 초등학교, 중학교 등 10대 어린 아이들의 연약한 두피에 강알칼리성인 파마약을 바르거나 화학 염색약을 바르는 것은 매우 위험하다. 얼마 전 마트에서 엄마가 어린아이와 함께 머리를 노랗게 물들이고 파마까지 한 모습을 본 적이 있다. 아이들은 아직 면역 체계가 완전하게 형성된 상태가 아니기 때문에 화학 파마나 화학 염색약에 의한 체내 흡수가 매우 심각하다.

아이들은 피부와 면역력이 약하기 때문에 어른보다 피해가 더욱 심각하다. 일본에서는 신장 기능까지 약해지는 것으로 보고된 바 있다. 이에 화학 염색약에 유아나 어린이의 사용을 금지하도록 표기하기 위한 노력이 이루어지고 있는데, 우리나라에서도 이러한 조치가 시급하다.

참고로 필자의 아이들이 어렸을 때도 그랬지만 초등학교에서 이가 아이들 머리에 자주 번식하여 부모들이 골치를 썩고 있다. 아이의 머리가 이가 옮았다고 하면서 천연 헤나를 하면 예방이 될지 묻는 경우가 많다. 헤나는 기본적으로 항균 작용이 있어 이가 살기 어려운 환경을 만들게 되므로 아이들의 머리에 발라 주도록 권하고 있다. 이를 없애는 샴푸도 화학 성분이고 독하기 때문에 평소에 천연 헤나로 관리해 주거나 이가 생겼을 때 없어질 때까지 발라주고 랩으로 단단히 씌워 놓는 것도 퇴치 방법이 될 수 있다.

고민문제	중학생			고등학생			대학생 이상		
	'08	'10	'12	'08	'10	'12	'08	'10	'12
외모	44.1	42.5	34.7	39.4	41.1	41.3	31.1	32.1	31.6
신체·정신 건강	15.3	11.6	15.6	14.1	14.8	15.4	13.8	13.4	14.9
가정환경	9.1	7.0	11.0	10.9	7.7	9.2	12.4	6.4	7.9
가계의 어려움	–	7.5	10.2	–	10.3	10.1	–	21.8	23.5
용돈부족	17.3	19.6	13.4	18.2	14.9	18.8	20.2	20.7	22.0
공부(성적, 적성)	83.2	86.5	79.2	85.0	83.9	78.3	56.7	59.0	57.8
직업	21.5	20.9	25.1	25.0	31.8	32.7	56.5	53.9	54.6
친구(우정)	31.6	22.9	19.2	25.0	20.6	17.1	10.3	8.8	9.1
이성교제	6.2	6.1	7.7	9.7	9.1	6.5	18.9	16.9	13.7
학교·학원 폭력	4.4	2.2	2.4	1.3	0.9	1.0	0.4	0.2	0.2
흡연, 음주	0.0	1.1	0.5	0.5	0.5	0.7	1.0	1.2	1.7
인터넷 중독	4.6	10.2	4.9	4.5	3.9	4.0	1.4	1.3	1.7
기타	0.7	0.2	0.0	0.5	0.8	0.7	0.6	1.1	0.8
고민 없음	3.2	2.5	6.2	1.9	2.7	3.3	4.5	3.3	3.7

주 : 1) 통계치는 해당 학교급별 학생들 중 해당 문제로 고민하고 있다고 응답한 학생들의 비율로, 학생은 15세 이상 25세 미만인 재학생을 대상으로 함
2) 2008년에는 '가계의 어려움'이 조사항목에 포함되지 않았음
(출처 : 통계청 「사회조사」, 원자료, 각 년도.)

🌱 사춘기 성적에 따른 심각한 학업 스트레스

2012년 통계청의 '사회조사' 결과에 따르면 10대 중학생 고민의 79.2퍼센트가 학업에 대한 고민으로 1위를 차지한다. 두 번째가 외

모 고민으로서 34.7퍼센트, 세 번째가 직업에 대한 고민으로 25.1 퍼센트, 네 번째가 친구에 대한 고민으로 19.2퍼센트를 차지한다. 같은 해 10대 고등학생들의 고민도 공부가 1위로서 78.3퍼센트를 차지한다. 두 번째가 41.3퍼센트로 외모, 세 번째가 32.7퍼센트로 직업에 대한 고민, 네 번째가 용돈 부족으로 18.8퍼센트를 차지했다.

대부분의 엄마들은 아이들에게 수학 공식이나 영어 단어 하나라도 더 공부시키기 위해 애를 쓴다. 필자도 아이들을 키우면서 공부 때문에 여러 가지 스트레스를 많이 받았다. 하지만 남들보다 조금은 일찍감치 아이들에 대한 욕심을 버리게 된 계기가 있었다. 큰 아이가 초등학교 5학년 때 미국 교과서와 영어 게임을 통해 학습 환경을 제공하는 학원을 알게 되었다. 그곳에서 부족한 여러 가지 부모 교육을 해주었는데 많은 도움을 받았다. 그러면서 마음을 많이 비웠다. 공부를 강요하기보다는 아이의 마음을 읽어 주고, 어느 정도는 객관적인 입장에서 아이를 바라보게 되었다.

아이를 낳고 키우는 과정에서 우리나라 부모들은 대부분 아이들에 대해 무지한 상태에서 대한다. 결혼하고 아이를 낳는 과정에서 육아나 아이들 교육에 대해 배워본 적이 없기 때문이다. 결혼 후에 다양한 책을 통해 육아나 교육에 대해 접하게 되는데 부모와 아이들의 학습 경쟁을 부추기는 책들이 대부분이다. 아이가 경쟁에서 뒤처지지 않도록 무조건 공부만 열심히 시키는 것은 위험하다. 공부도 아이가 받아들여야 하는 것이기 때문에 시키는 부모나 무조건 해야 하는 아이들이 모두 힘들다. 우리나라 교육 여건과 같이 지나친 학습량과 더불어 치열한 경쟁 하에서는 부모나 아이 모두 불쌍하다.

필자도 그랬지만 우리나라 부모들은 아이들에게 어렸을 때부터 시간이며 금전적인 투자를 많이 하기 때문에 그만큼 결과를 기대하게 된다. 게다가 제대로 된 부모 교육을 받을 기회가 없기 때문에 결과가 만족스럽지 못하면 부모들이 감정 조절의 어려움을 겪는다. 그래서 눈에 넣어도 안 아플 정도로 잘해주다가 때로는 세상에 원수지간이 따로 없을 정도로 사이가 악화된다. 그러다 사춘기에 접어들면 서로의 이해 부족으로 대화가 단절되면서 시키는 자와 거부하는 자의 관계로 전락한다. 아이들과의 관계가 더 이상 공부 때문에 악화되지 않도록 해야 할 것이다. 평생을 함께 해야 할 가족이기 때문이다.

사춘기 청소년과 부모와의 갈등에 대한 내용을 적은 《10대들의 시계는 엄마들의 시계보다 느리다》(손동우 지음)를 읽어보면 확실히 부모와 자식 간의 생각 차이를 알 수 있다. 필자는 이 대목이 가장 마음에 와 닿았다. 아이들은 아직 중학생인데 엄마들은 벌써 수능일이라는 문장이었다. 대학에 가려면 열심히 해야 하는데 중학생 아이가 놀고 있으면 잔소리를 하게 마련이다. 아이들은 대학이라는 목표를 멀게만 느끼는데 부모들은 벌써 조급하다.

교육 컨설턴트인 손동우 저자의 말에 의하면 부모들이 조언과 도움을 구하러 왔다고 간절히 말하지만 결국 모든 결정은 부모가 독자적으로 내린다고 한다. 그리고 교육열이 높다 못해 조급증에 시달리고 있다는 것이다. 아이들의 성적은 지능이 아니라 심리적인 것이 크게 작용한다는 말이 100퍼센트 맞는 말이다.

지인 중에는 아이가 원한다고 하면서 몇 백 만원씩 들여 사교육에 올인 하는 경우도 있다. 아이들이 학원을 안 다니면 부모들은 공부를 안 한다고 생각하는 경우가 많다. 길게 보면 결코 아이와 엄마의 관계만 악화된다. 다양한 책을 많이 읽으면서 공부를 왜 해야 하는지 학습에 대한 목적의식이 생기면서 학업에 전념해야 하는데 현실은 너무나도 동떨어져 있다.

필자가 아이들을 키울 때부터도 선행 학습이 부모들 사이에 화두였다. 초등학교 때부터 선행학습을 하는 경우가 많다. 초등학교 때 고등학교에서 푸는 정석을 풀기도 한다. 왜 어려운 문제를 풀어야 하는지 이유도 모르는 상태로 강요하는 선행 학습이 얼마나 도움이 될지 정말 의문이다.

방기호 원장의 《대머리를 기만하지 마라》라는 저서를 보면 수험생들은 학업으로 인한 스트레스로 아드레날린과 스테로이드 호르몬이 증가한다고 한다. 호르몬이 증가하면 몸은 전투를 앞둔 상태로 인식해 백혈구와 임파구 분비를 늘린다. 이에 실제로 싸울 대상이 없으면 본인의 모낭을 공격하고 이와 더불어 아드레날린이 혈관을 수축시켜 수험생 탈모로 이어진다고 한다. 수면 부족과 라면과 같은 인스턴트 음식에 의한 영양 불균형, 정신적인 스트레스가 이와 같은 자가 면역 질환을 일으키는 것이다.

필자도 부모 교육을 통해 마음을 비운 결과, 중학교 때부터 본인 스스로 학원도 결정하고 공부하는 계획을 짜도록 유도했다. 학습에 대한 자율권을 주었더니 오히려 자립심을 가지게 되어 결과적으로는 본인 실력에 맞는 대학에 무사히 들어갔다.

🌿 10대의 새치 예방 및 스트레스 완화

다시 아이들의 새치 이야기로 돌아가 보자. 다행히 아이들은 세포가 젊기 때문에 천연 헤나에 대한 정보를 알기만 하면 스트레스로 인한 두피 회복도 빠르고 새치가 늘어나는 것을 예방할 수 있다. 부모님이 천연 헤나에 관심이 많은 경우는 아이들도 천연 헤나를 빨리 접하게 된다. 젊은 고객들도 대부분 부모님이 권해서 사용하게 된 경우가 많다.

새치가 있는 10대 자녀나 두피에 문제가 있는 아이들에게 천연을 발라주자. 부모와 관계가 원만한 아이들은 부모들의 조언을 빨리 받아들인다. 더 빨리 늘어나지 않도록 천연 헤나로 관리해 주면 아이들 자존감도 높아지고 머리도 식혀 주어 학교생활에도 도움이 된다.

두피와 생식기는 서로 혈관으로 연결 되어 있어 자궁에서 샴푸와 염색약 냄새가 날 정도로 아이들 건강이 심각하다. 게다가 10대 아이들은 한참 성장 중이고 사춘기가 되면서 피지가 많이 분비되고 샴푸 방법에도 문제가 있어 머리에서 냄새가 나기 쉽다. 두피에서 냄새가 나고 불결하면 탈모로 이어지므로 세심한 관심이 필요하다. 아이들에게 공부만 시킬 것이 아니라 내 몸을 소중히 하는 법, 환경을 생각하는 법, 사는데 소중한 것이 무엇인지 생각하기 등등 인성 교육도 매우 중요하다.

필자가 어렸을 적 학교에서는 복장과 모발에 대한 단속이 많았다. 그 때는 답답하다고 느꼈는데 어찌 보면 그런 규제가 아이들을 보호하기 위한 일종의 보호막이었다는 생각이 든다. 자율은 곧 스스로의 책임을 요구한다. 자녀들에게 공부만 강요할게 아니라 아이들의 인식을 올바른 방향으로 바꾸고, 아이들의 건강을 스스로 지킬 수 있도록 하는 것이 부모들의 중요한 역할이라고 여겨진다.

20대 : 화학 염색과 스트레스로 빨리 나는 조기새치

🌿 20대의 불규칙한 생활 습관과 다양한 스트레스

"아직도 안 자니? 얘들아, 일찍 자고 일찍 일어나야지, 핸드폰 좀 그만 들여다보고!!!"

우리나라 청소년들은 고등학교를 졸업할 때까지 공부에만 매달려 있다가 20대가 되면 많은 학생들이 대학에 진학한다. 70퍼센트로 세계 최고 수준의 대학 진학률을 자랑하는데도 불구하고 대학 정원이 남아도는 기현상이 벌어지고 있다. 대학 진학이라는 것이 인생이 종착점이 아니고 시작점인데 우리는 대학에 들어가면 일단 청소년 시기의 억압에서 자유로워진다는 생각에 생활 패턴이 엉망이 되어 버린다.

일단은 아이들이 너무 늦게 잔다. 주변에 물어보아도 제 시간에 자는 애들이 드물 정도이다. 새벽까지 핸드폰을 들고 놀다가 새벽에 잠들어 늦게 일어나는 일이 다반사이다. 밤에 잠을 자지 않으면 전반적인 신체 성장 호르몬이 제대로 분비되지 않는다. 피부도 거칠어지고 모발에도 영향을 미친다.

세계보건기구(WHO)에 따르면 하루에 4~5시간만 자는 경우, 감염된 세포나 암세포를 죽이는 킬러 세포의 활동이 30퍼센트 낮아진다고 발표한 바 있다. 또한 WHO 산하 국제암연구소(IARC)는 2007년도에 야간 노동을 2급 발암물질로 규정했을 정도이다. 자야 할 시간에 충분히 자고 낮에 활동하는 정상적인 생활 패턴이 스트레스 해소 및 탈모 예방에 대단히 중요한 요소이다.

대학에서 자유를 어느 정도 만끽하고 졸업반이 되어도 최악의 현실적인 취업률 때문에 아이들과 부모 모두 스트레스를 받는다. 대학에 들어가는 것보다 취업하는 것이 몇 배 더 큰 기쁨이라니 아이들이 사회인으로서 제 몫을 할 수 있을 때까지 아직도 할 일이 남아 있다. 요즘은 남성이나 여성이나 성별을 불문하고 미래에 대한 걱정이 많은데 아무래도 여성들보다 남성들의 어깨가 심리적으로 더 무겁다.

취업 포털 잡코리아가 구직자를 대상으로 실시한 조사에 따르면 80퍼센트가 '미취업 상태의 극심한 스트레스'를 호소하고 있다. 자신을 무능력하게 볼 것 같은 사람들의 시선(27.5퍼센트), 미취업 상태가 오래 지속 되는 데 따른 경제적인 어려움(27.0퍼센트), 취업된 주변 사람들과의 비교에서 오는 좌절감(21.1퍼센트), 영원히 취업하지 못할 것 같은 불안감(17.9퍼센트), 가족들의 압력(5.4퍼센트) 등이 취업 스트레스의 구체적인 이유인 것으로 밝혀졌다.

구직자들이 뽑은 취업 스트레스의 원인	
1위	자신을 무능력하게 보는 것 같은 주위 시선
2위	경제적인 어려움
3위	취업에 성공한 주변인과의 비교에서 오는 좌절
4위	영원히 취업하지 못할 것 같은 불안감
5위	구직기간 동안 가족들의 압력
기타	나이가 들어 좋은 기회를 놓칠까 봐
	스스로 느끼는 자괴감
	구직자라는 신분 때문에 친구 모임에 나갈 수 없어서

▲ 취업 스트레스의 원인

 돌이켜 보면 20대 대학생 시절, 노는 건 너무 즐거운데 미래를 생각하면 눈앞이 캄캄했던 것 같다. 그 때나 지금이나 여성들의 취업은 여전히 어렵고 심각하다. 필자도 갈고 닦은 일본어 실력을 가지고 취직을 하기 위해 수십 장에 이르는 이력서를 백방으로 넣었던 기억이 있다. 그럼에도 불구하고 연락이 오는 곳은 가뭄에 콩 나듯 하고 취업은 하늘에 별 따기처럼 어려웠다.

 지금 생각해 보아도 정신적으로 힘들었던 시절이다. 오히려 결혼을 하고 세상이 보이고 시야가 넓어지면서 지적 능력도 향상되고 책을 읽어도 이해력이 높아져 공부의 능률이 오르는 느낌이다. 그 때는 이해도 안 되는 공부만 하느라 삶의 경험이 부족하니 자기 계발을 위한 방향을 찾는 것도 쉽지 않았다. 그런 과거의 경험을 생각해 보면 아이들에게도 짠한 마음이 든다. 하고 싶은 일도 아직은 딱히 없고 무엇을 해야 할지 모르겠고 안개 속을 걷는 기분일 것이다. 나름대로 경험치를 바탕으로 아이들에게 조언을 해 주지만 과거와는 또 다른 환경이 발목을 잡는다.

10대의 공부 스트레스를 벗어나 20대에는 이와 같은 독립 스트레스가 심한 시기이다. 이에 눈에 보이지 않게 스트레스가 되는 자유분방한 생활패턴이 더해져 탈모나 조기 새치로 고민인 20대가 급증하고 있다. 건강보험심사평가원 자료에 따르면 전체 남성 탈모 환자 가운데 20대가 20.4퍼센트, 30대가 24퍼센트를 차지해 탈모가 더 이상 중년 남성의 전유물이 아닌 것을 알 수 있다.

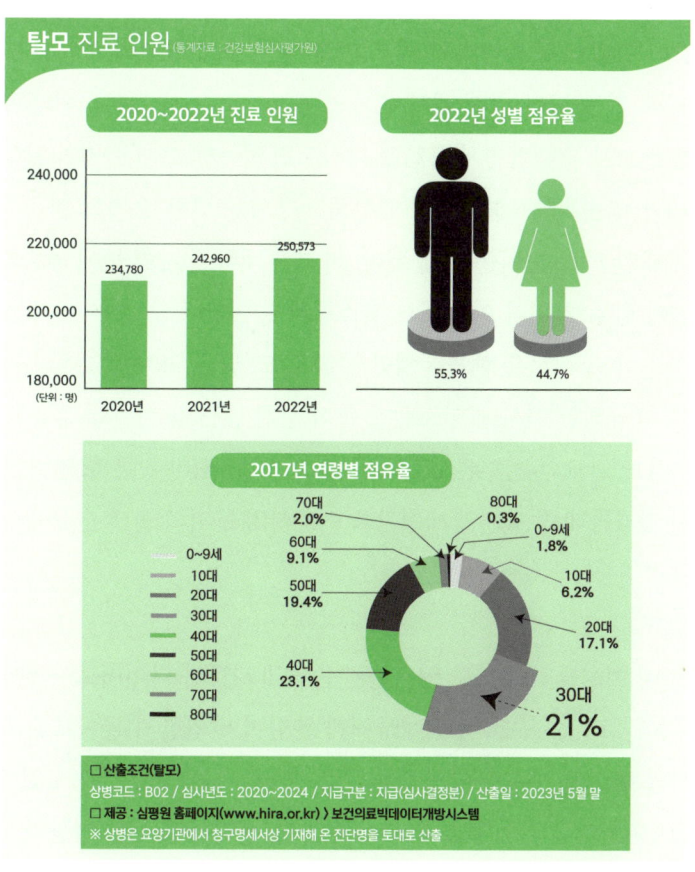

(출처 : 건강보험심사평가원)

20대 남자들의 자립과 취업에 대한 스트레스가 더 심할 수 있다. 하지만 20대 여자들도 과거와 같이 좋은 남편 만나 시집이나 가면 끝인 시대가 아니기 때문에 삶이 치열하다. 요즘 여성들도 독신인 경우가 많고 거의 대부분 직업이 있어야 결혼도 할 수 있기 때문에 20대 남성들과 경쟁할 수밖에 없다.

유달리 한국 부모들은 대학교 때까지 아이를 책임져야 한다는 책임감이 강한데 등록금까지 원조를 해 주는 탓에 잔소리도 심하게 할 수 밖에 없는 상황이다. 대학에 가면 공부도 하면서 등록금이나 생활비를 스스로 조달하면서 독립을 시켰으면 하는데 그게 쉽지가 않다.

대학 입시 때는 수험생이 공부하느라 힘드니까 오히려 잔소리를 심하게 안 하고 눈치를 보게 된다. 하지만 대학에 가면 눈에 거슬리는 행동이 한두 가지가 아니어서 잔소리가 늘어난다. 눈 나빠진다고 잔소리를 해도 시선은 핸드폰에만 꽂혀 있고 늦은 귀가에 잦은 음주와 흡연, 불규칙한 식사에 인스턴트 음식 섭취 습관 등 아무리 젊은 아이들이라도 탈모의 원인은 골고루 갖추고 있다. 위와 같은 요인들이 모발이 자라는데 중요한 모세혈관을 수축시켜 두피의 혈액 순환을 저해한다.

20대 여성들의 탈모도 심각한 수준인데 과도한 다이어트가 원인으로 지목되고 있다. 20대 여성들에게 본인이 날씬한지 물어보는 설문 조사를 해 보면 대부분이 뚱뚱하다고 생각한다는 조사 결과가 있다. 2016년 여성 건강 간호 학회지에 실린 "우리나라 성인 여성의 체형 인식 왜곡 영향 요인"에 대한 논문에 따르면 BMI가 저체중인 여성의

31.4퍼센트, 정상체중 여성의 8.0퍼센트는 자신의 체형을 실제보다 뚱뚱하다고 과대평가하는 것으로 조사되었다. 이러한 과대평가 인식은 20~30대의 젊은 여성에서 더욱 뚜렷하다.

본인의 체중이 정상이거나 저체중임에도 불구하고 비만이라고 인식하게 되면 무리한 다이어트를 자주 하게 된다. 게다가 외모 지상주의로 인해 20대 여성들이 다이어트에 대한 강박중이 있는 것으로 알려져 있다. 다이어트도 양극화되는 분위기다. 지나치게 마른 20대 여성들이 있는 반면 건강에 이상이 생길 정도로 살이 찌는 경우도 많다. 양쪽 모두 모발 건강에는 좋지 않은 영향을 미친다. 건강한 아름다움을 추구하는 사회 분위기로 청년층의 건강이 지켜졌으면 한다.

🌱 과도한 화학 염색과 탈색 부작용

남녀를 불문하고 20대를 겨냥한 화학 염색 시장이 폭증하면서 고등학교 시절에도 방학에 틈틈이 하던 화학 염색을 이제는 자주 하기 시작한다. 색깔도 가지각색이다. 미용 체인 업계도 젊은 친구들을 유혹하기 위해 해마다 유행하는 색깔을 발표한다.

염색약 회사인 로레알코리아가 2014년 발간한 '헤어드레싱 리포트'(Hairdressing Report)'에 따르면 2012년 헤어 미용 시장은 염색이 27퍼센트나 폭발적으로 성장했다. 헤어 컬러의 선호도는 2007년과 비교하여 검은색이 38.2퍼센트에서 17.4퍼센트로 줄어든 반면, 브라운 계통은 28퍼센트에서 34퍼센트로 증가하였다. 경기 침체에도 불구하고 국내 헤어 시장은 두 자리 수 이상으로 성장 중인데 로레알 코리아는 염색과 두피 케어 시장이 앞으로 더욱 확대될 것으로 전망하였다.

이러한 통계 자료는 이미 약 10년 전의 트렌드를 반영한 것인데 젊은 층의 모발을 보면 이러한 전망이 맞아 떨어지는 것을 알 수 있다. 또한 보고서에 따르면 여성들의 모발 고민 가운데 '탈모(76.6퍼센트)'가 가장 많은 비중을 차지하는 것으로 조사되었다. 나머지 44.2퍼센트는 비듬, 34.5퍼센트는 흰머리 고민을 하는 것으로 나타났다. 이러한 고민도 지나친 염색 및 스트레스와 매우 밀접한 관련이 있다.

20대의 탈모 환자와 조기 새치로 고민하는 인구가 급증하는 가운데 본인의 상태를 깨닫지 못하고 파마약이나 화학 염색약으로 두피와 모발을 다시 혹사시킨다. 강한 알카리성과 산성이 혼합된 파마약과 화학 염색약을 바르는 1~2시간은 두피와 모발에 가장 잔혹한 시간이다.

앞으로 2세를 낳아 키우고 미래를 책임질 아이들이 화학 파마약과 염색약에 지나치게 노출되어 있다는 사실은 우려할 만한 일이다. 과거 1990년대만 하더라도 지금과 같이 모발을 밝게 만들어 주기적으로 뿌리 염색을 하도록 만드는 염색 시장이 팽창하지 않았다. 간혹 스트레이트 파마나 웨이브 파마를 하기 위해 이대 앞이나 명동을 함께 다녔던 기억은 있다.

천연 헤나로 관리를 하는 고객들에게 아이들의 근황도 일부러 자주 묻는다. 탈모 현상은 없는지 지나친 화학 염색을 주기적으로 하지 않는지 말이다. 아이들은 부모가 하는 말이 잔소리처럼 느껴지겠지만 아이들의 아이들까지 생각한다면 곧 가임기에 접어들 20대 젊은이들의 건강이 걱정이다. 몸에 축적된 화학 염색약 등의 성분이 혈액을 통해 자궁에도 영향을 미쳐 임신 중에 수 백 배로 커지는 태아의 세포 분열 시에 문제를 일으키게 된다. (참고문헌: 최고의 헤나를 찾아서)

극단적으로 표현하면 염색약과 같은 화학물질이 사람을 죽일 수는 있어도 사람을 살릴 수는 없다. 장기적으로 화학물질로 몸을 혹사시킨다면 치명적인 암 발생으로도 이어질 수 있다. 이러한 사실을 알면서도 지속적으로 사용하는 것을 예방하는 것이 중요하다. 인터넷의 "독성정보시스템"을 통해 염색약을 만들 때 사용하는 '아닐린(페닐아민)', 페닐렌디아민, 황산톨루엔, 아미노페놀과 파마약에 사용되는 화학계면활성제인 스테아트리모늄 염화물 등을 검색해 보면 바로 눈으로 확인할 수 있따.

이에 천연 지향적인 부모들을 대상으로 화학의 위험성과 유해성을 자꾸 반복해서 알려드리는 것이다. "아휴 맨 날 하지 말라고 잔소리해도 부모 말을 듣지 않아요"라고 푸념이지만 왜 안 좋은지 정확히 알고 아이들에게 정확히 알려준다면 의식을 전환할 수 있다고 믿는다. 일단은 천연을 사랑하는 부모들이 행동으로 보여주고 있기 때문에 아이들도 좋은 영향을 받을 수 있다.

20대에는 여자보다 남성들의 새치가 눈에 더 띈다. 여자들보다 새치 커버에 별로 신경을 쓰지 않는 탓인 것 같다. 20대 여성들도 길게 새치를 방치하고 다니는 경우를 어쩌다 볼 수 있는데 대부분은 신경 써서 염색을 하는 것 같다. 어떤 이유에서 인지 새치를 그냥 방치하는 20대 친구들을 보면 천연 헤나에 대한 정보가 중년의 흰머리 염색약

개념으로 머물러 있다는 점이 아쉽다.

새치를 커버하기 위해 화학 염색약을 자주 바르면 모낭이 자극을 받아 멜라닌 세포에도 이상이 생긴다. 천천히 생겨야 할 새치가 빨리 번져서 흰머리가 되어 버리는 건 시간문제이다. 옛 어른들이 가능하면 화학 염색을 늦게 시작하라고 한 것도 다 그런 이유에서이다.

어떤 고객은 본인이 심한 두피 지루성으로 고생을 하는데도 노란색 모발을 고집하는 경우가 있다. 염색약이 두피에 얼마나 자극이 되는지 당장 화학 염색을 중단하고 천연 헤나로 관리할 것을 권했다. 만일 팔 다리 등 보이는 피부에 지루성과 같이 심각한 염증과 상처가 나 있어도 화학을 계속 바를 수 있을까?

두피 트러블과 머리에 바르는 화학제품의 연관성을 잘 인식하지 못하는 경우가 있다. 참으로 안타까운 일이 아닐 수 없다. 미용 업계도 심각하게 생각해야 할 일이다. 과연 우리 아이들의 건강을 담보로 수익을 내기 위해 유독한 화학 염색을 무리하게 권하는 일은 지양해야 할 것이다. 화학 염색약이 내는 표면적인 색깔에만 초점을 맞출 것이 아니라 신체 내부의 문제나 모발, 두피의 상태가 얼마나 손상을 입을 것인지 한 번 쯤 생각해 보아야 한다.

샛노랗게 탈색을 하고 다니는 아이들을 보면 겁이 날 정도이다. 머리카락 고유의 멜라닌 색소를 완전히 없애버리기 위해 몇 차례에 걸친 탈색 과정에서 모발은 금발의 바비 인형 머리처럼 가늘어져 있고 산화제에 의해 심각한 경우는 두피에 화상을 입게 된다. 최근 머리를 탈색 및 염색하면서 찍은 젊은 층의 유튜버 영상을 본적이 있는데 "한 번 사는 인생 뭐 있나, 하고 싶은 거 하면서 사는 거지"라며 잦은 탈색과 염색을 반복하는 모습을 보면서 본인의 몸을 소중이 여기는 인식이 필요하다고 느꼈다. 화학제품을 지나치게 사용하지 않기, 인스턴트 음식은 가능한 먹지 않기, 규칙적으로 생활하기 등등 20대가 되어도 부모의 조언이 절실하다.

우리 아들이, 딸들이 왜 탈모나 조기 새치로 고민을 하는지 근본적인 이유를 따져 보아야 할 때이다. 원인 없는 결과는 없다. 20대의 조기 새치와 탈모에 대해 고민만 할 것이 아니라 천연 헤나로 새치와 탈모 관리를 적극 하면서 평소에 삶의 질도 되돌아보는 계기가 되었으면 한다.

30대 : 출산과 육아에 지친 엄마들의 탈모와 새치에 꼭 필요한 천연 제품

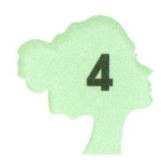

🌿 결혼이 늦어지는 30대의 탈모 고민

　요즘은 결혼을 늦게 하거나 하지 않는 경우가 많다. 20대에 결혼을 한다고 하면 "벌써 결혼해? 아직 젊은데 하고 싶은 거 더 하다가 가지." 라는 반응을 하기도 한다. 30대라도 결혼 여부와 남녀 차이에 따라 받는 스트레스와 다양한 고민이 상존한다.

　한국소비자원이 20~30대를 대상으로 조사한 바에 따르면 남성 약 20퍼센트가 결혼에 부정적인 반응을 보였다고 한다. 그 이유로는 남성 약 50퍼센트가 주택 및 결혼비용, 여성 약 50퍼센트가 출산 및 육아와 집안 어른들과의 관계를 부담스럽게 여긴다고 답했다. 남성 약 50퍼센트와 여성 약 70퍼센트는 결혼에 따른 의무와 역할이 부담스러워 결혼보다 더 중요한 것이 있다면 결혼을 하지 않겠다고 답했다고 한다. 젊은 층의 삶이 녹록치 않기 때문에 의무와 부담을 가지고 결혼하는 것을 강요할 수 없는 상황이다. 이를 반영이라도 하듯이 2018년에 사상 최저의 혼인율을 기록한 것으로 조사되었다.

　미혼이라도 취업 또는 재취업, 결혼, 경제적 고민, 과도한 업무 등의 스트레스에 시달린다. 게다가 30대 후반으로 넘어가면 부모님을 비롯하여 주변인들의 결혼에 대한 압박이 만만치 않다. 하지만 결혼하는 것을 당연하게 생각하는 시대가 저물고 있기 때문에 텔레비전 프로그램인 〈나 혼자 산다〉에서 볼 수 있는 바와 같이 각자의 라이프스타일을 존중하는 분위기로 많이 바뀌고 있다.

　혼자 벌어서 오로지 나에게만 투자할 수 있는 점이 너무 부럽다. 반면에 소비 습관을 잘 단속하지 않으면 알뜰하게 모아서 노후를 준비하는 것에 소홀해 질 수 있다는 생각이 든다. 꼭 아이를 낳아 키우고 하는 부부의 개념이 아닌 '친구'나 '인생 파트너' 개념으로 외로움을 보완해 주는 경제 공동체로 결혼을 생각하는 것도 나쁘지 않다고 여겨진다.

　주변에 30대 미혼 남성들을 보면 결혼보다 직장 스트레스가 가장 심각하다. 무엇보다 평생직장을 보장하지 않는 사회 분위기가 30대 청년들을 불안하게 만든다. 게다가 과도한 업무로 인한 번 아웃 증후군(Burn-out)과 직장 내 상사와의 갈등, 새로운 진로에 대한 고민 등이 주요 원인이다. 이로 인해 젊은 친구들이 탈모와 심각한 두피 문제, 흰머리 스트레스 등을 겪고 있다.

　필자가 생각하기에 값비싼 탈모 관리나 장기 복용해야 하는 탈모 치료약, 효과가 입증되지 않은 육모제나 발모제에 의존하기 이전에 한 달에 2회 정도만 천연 헤나로 관리하기를 강력히 권한다. 무엇보다 저렴해서 경제적이며 시간을 절약할 수 있고 확실한 탈모 예방 효과를 볼 수 있기 때문이다.

탈모는 무엇보다 예방이 우선이다. 심각하게 빠진 이후에는 소 잃고 외양간 고치는 격이기 때문에 고가의 비용을 투자해도 효과를 보기 어렵다는 점을 꼭 기억하길 바란다. 주변에 안타까운 케이스를 너무 많이 접하고 있기 때문에 30대 남성들에게 특히 강조하는 것이다. 30대에도 스트레스를 잘 관리하고 숙면과 영양을 균형 있게 섭취하면 나이보다 늙어 보이는 탈모와 흰머리를 관리할 수 있다. 하지만 만만치 않은 것이 현실이기 때문에 천연 헤나와 같은 외적인 솔루션이 반드시 필요하다.

30대 여성들은 30대 남성들에 비해 아직 탈모에 대한 걱정은 이른 편이다. 우리나라 남성은 3명 중에 1명, 여성은 5명 중에 1명이 탈모로 고민이라고 하니 머리의 길이 때문에 잘 눈에 띄지 않을 수도 있다. 숨어 있는 탈모도 고민이지만 30대 여성들은 지나친 화학 염색이 더 우려된다. 20대를 지나 30대가 되면 아무래도 건강에 더 신경을 써야 할 연령대이니 일상적인 스트레스를 잘 관리하고 지나친 화학 염색을 피하는 것이 바람직하다.

🌿 부부의 준비되지 않은 출산과 육아 및 교육 부담

결혼을 하지 않는 경우도 있지만 30대가 되면 결혼을 하고 새로운 가족이 생기게 된다. 30대에 결혼을 하고 출산을 해도 엄마, 아빠로서 마음의 준비가 되어 있지 않은 사람이 대부분이다. 한 번도 겪어본 일이 아니기 때문에 더 더욱 그렇다. 고등학교 시절 가정이라는 과목을 통해 결혼과 육아에 대해 배우기는 했는지 기억조차 가물거린다. 출산에 대한 사전 지식도 전무하다.

필자도 아이를 둘이나 연년생으로 낳아 키우면서 신체적으로나 정신적으로 무척 힘이 들었다. 물론 맞벌이를 한시도 쉬어 보지 못한 탓에 친정 부모님과 남편의 도움을 많이 받았지만 육아와 출산에 대한 부담에서 자유롭지 못했다. 결혼을 하면 아이 낳는 것을 당연히 여기던 때였기 때문에 임신했다는 사실이 기쁨 반 걱정 반이었다. 드라마에서 보는 것처럼 뛸 듯이 기뻐할 줄 알았던 남편의 반응도 그렇지 않았기에, 남자들도 아이를 낳고 키우는 것에 대한 부담감이 있구나 하고 느꼈다.

지금 생각해보면 남편들도 준비가 되어 있지 않은 상태에서 아이가 생기면 부담스러운 것은 여자와 마찬가지였나 보다. 미혼으로 싱글 라이프를 즐기는 동료들도 있으니 새로운 가족이 생기고 남편들도 육아와 살림에 동참해야 하는 지금의 현실이 힘겹다. 결혼을 하면 에너지와 책임감은 2배 이상이 된다.

따라서 결혼한 30대 기혼 남성들의 탈모 현상이 미혼 남성에 비해 높아진다. 그럼에도 불구하고 가족을 위해 희생해야 하고 책임감도 높아지다 보니 탈모 관리에 투자하기 어렵다. 미혼인 경우라면 혼자 벌어서 본인에게 쓰는 것이 부담이 없기 때문에 가능하지만, 기혼자들은 현실적으로 어려운 일이다. 고객층도 30대, 40대 기혼자들은 스스로 찾아오는 경우가 드물다.

수입은 대부분 아이와 가족을 위해 쓰이고 남자들은 용돈을 받아 겨우 사는 경우가 대부분이다. 혹시라도 탈모가 걱정 돼도 섣불리 치료에 비용을 들이기가 어려운 것이 현실이다. 그러나 탈모로 고민인 남편들을 위해 배우자들이 먼저 신경을 써주면 너무 고마워하는 경우를 많이 보아 왔다. 앞에서도 언급했지만 유전적인 탈모 요인도 외부적인 요인을 잘 다스려 주면 충분히 막을 수 있다.

결혼한 30대 여성들은 출산이라는 큰 신체적인 고비를 넘기게 된다. 주변에서 아이는 뱃속에 있을 때가 좋은 거라고들 입을 모아 이야기했는데, 출산을 앞두었을 때는 몸이 너무 무거워서 하루라도 빨리 낳았으면 하는 마음이 간절하다. 몸도 무겁고 골반도 아프고 숨쉬기도 힘들도 덥고 하루하루가 힘겹다.

출산할 때의 고통은 상상을 초월한다. 병원에서 출산 전에 받는 검사와는 비교도 되지 않을 만큼 인간이기를 포기하는 자세로 검사 받고 아이를 낳는다. 처음에는 통증을 견디다 못해 마지막에 무통 분만으로 출산을 했지만, 아이를 낳는 그 과정이 아직도 기억에 생생하다. 큰 아이를 낳고 또 겁도 없이 둘째가 생겼고 그나마 수월하게 자연 분만을 했지만 떠올리고 싶지 않은 기억이다.

인간이 아이를 낳고 키우고 하는 일련의 과정을 겪으면서 기쁨과 슬픔, 고통과 즐거움을 모두 느끼게 된다. 육아에 대한 기술뿐만 아니라 아이를 하나의 인격체로 대하고 감정을 조절하면서 키우는 방법에 대한 공부가 많이 부족하다는 생각이 든다.

출산을 하고 육아를 하면서 여자는 감정 기복이 커진다. 아이를 가지고 낳을 때의 기쁨은 잠시이고 육아와 가사로 인한 피곤함과 급격한 산후 우울증, 탈모, 신체적인 변화 등이 동반된다. 임신 중에는 프로게스테론이라는 호르몬이 임신과 산모의 영양을 유지해주기 때문에 평소보다 머리카락이 적게 빠진다. 그러나 출산을 하면 임신 중에 빠지지 않고 유지하던 모발들이 휴지기에 들어가면서 평소보다 머리카락이 많이 빠진다.

필자도 둘째를 낳고는 탈모가 너무 심해서 긴 머리를 더 이상 유지하지 못하고 단발머리로 자른 이후 한 번도 길게 길러 보지 못했다. 탈모와 함께 산후 우울증도 동반되었는데 어쩔 때는 어디선가 뛰어 내리고 싶을 정도로 감정 기복이 심했다. 요즘은 산모들의 연령대가 점점 높아져 노산인 경우가 많아 산후 탈모 관리가 더욱 중요하다.

🌿 태아에게 영향을 미치는 산전산후 화학 염색

30대 중반 이후의 노산이 보편화되다 보니 임신 전후에 새치나 흰머리가 갑자기 더 늘어난다. 그러나 태아나 모유 수유 시에 화학 염색을 할 수 없어 더욱 더 난감하다. 이럴 때 천연 헤나가 산모들의 모발 스트레스를 해결해 줄 수 있는 유일한 방법이다. 모발과 두피를 통해 몸속으로 흡수되는 화학 염색과 달리 천연 헤나는 천연 풀가루를 물에 개서 바르는 재료이므로 두피의 항산화 작용과 쿨링 효과를 통해 탈모와 스트레스도 줄일 수 있다.

머리색을 바꾸는 화학 염색이 유행하면서 본인의 모발을 그대로 유지하고 있는 산모들을 찾기가 어려울 지경이다. 다들 임신 전후로 염색을 하는 탓에 모발이 투톤 상태인 경우가 대부분이다. 임신 중에 화학 염색을 하면 태아에게 위험하다는 사실을 모르는 경우는 없으리라고 생각된다. 하지만 산모와 태아의 건강을 생각하여 다시 한 번 강조한다. "임신 중에는 절대 화학 염색이나 파마를 해서는 안 된다."

미용실에서 쉽게 권하는 화학 매니큐어도 마찬가지이다. 화학 매니큐어도 발암 물질인 석유계 타르 색소가 들어 있기 때문에 사용해서는 안 된다. 샤워 문화가 발달하면서 앞으로 머리를 숙여서 샴푸하지 않는다는 고객들이 많다. 필자는 샴푸 잔여물이 머리에 남을까봐 일부러 앞으로 숙여서 샴푸를 한다. 만약 집에서 화학 염색이나 매니큐어를 바르고 서서 샴푸하는 독자들이 있다면 절대 금물이라는 점을 강조하고 싶다.

심지어 천연 헤나도 서서 샴푸할 경우, 풀 성분이 예민한 부위에 닿아 알레르기를 일으킬 수 있다. 더욱이 유독한 화학 물질로 이루어진 화학 염색약과 화학 매니큐어 액이 전신을 타고 내려가도록 서서 샴푸하는 것은 매우 위험하다. 일본에서는 머리에 화학 매니큐어를 집에서 바르고 서서 샴푸한 소비자가 모발을 비롯한 전신 탈모 증세로 인해 상대 회사와 소송에 이르게 된 경우가 있었다. 매우 위험하다. 주변에 모르는 분들이 있다면 반드시 알려주길 바란다.(화학 염색약과 헤나, 미용실 선택 방법에 대한 이해-모리타 가나메 저 인용)

후나하시 나리유키 씨의 《오류투성이의 육모》에 따르면, 탈모의 원인은 다양하기 때문에 외부적인 관리와 더불어 체질적인 요인도 작용한다. 내부적인 요인 가운데 하나가 아토피 등의 알레르기 질환을 들 수 있는데 아토피 체질인 사람에게 탈모 가능성이 높아진다고 한다. 여성들이 임신 전후로 화학 염색이나 파마 등 두피를 통해 인체로 흡수되는 화학 물질을 다량 사용한다면 혈액을 통해 흘러 들어가 자궁 속의 태아가 세포 분열을 하는데 악영향을 미치게 된다. 따라서 과거에는 많이 없었던 아토피 피부 아이들이 늘어나는 이유 중 하나로 피부를 통해 흡수되는 화학 성분이 지목되고 있는 것이다.

🌿 샴푸만 잘해도 머릿결이 좋아 진다

탈모 인구의 샴푸 방법에도 주의가 필요하다. 샴푸는 두피와 모발의 오염을 제거하는 역할을 하는데 다양한 화학 물질과 화학 향으로 이루어져 있다. 대부분을 차지하는 화학 계면활성제는 1리터에 1그램만 타서 어항이나 식물에 주면 동식물이 죽는 매우 유독한 성분이다. 화학 향도 대부분 석유계에서 추출한 인공 향이다. 따라서 지나치게 거품이 많이 나고 부드러운 샴푸나 향이 강한 샴푸는 피해야 한다.

화학 샴푸가 두피와 모발에 남아 있으면 잔여물이 두피 환경을 악화시키고 큐티클층을 손상시키며, 모근을 건조하게 만들어 가는 머리카락이 나고 모발 수명도 짧아지는 것으로 알려져 이다. 따라서 천연 계면 활성제로 만든 두피에 남지 않는 순한 약산성 샴푸를 사용하는 것이 두피와 모발 환경을 보호하는 방법이다(후나하시 나리유키 씨의 《오류투성이의 육모》 인용).

샴푸 방법에도 주의가 필요하다. 보통은 여러 번 샴푸를 짜서 샴푸를 두피에 직접 발라 거품을 지나치게 많이 내서 사용한다. 이와 같이 강한 샴푸를 두피와 모발에 과하게 사용하면 모발 상태가 더욱 악화된다. 우선 약산성의 천연 계면 활성제로 만든 샴푸를 선택하는 것이 좋다. 두피와 모발은 샤워 전후에 물기를 충분히 적서 주어야 한다. 샴푸는 오백 원 동전 크기만큼만 짜서 손으로 충분히 거품을 내어 두피 위주로 충분히 마사지 하여 피지와 먼지, 오염 등을 씻어낸다. 마사지 하면서 생긴 거품으로 모발을 가볍게 마사지한다. 그리고 가능한 앞으로 머리를 숙여 미온수로 여러 번 충분히 헹구어 두피와 모발에 샴푸 잔여물이 남지 않도록 한다. 일반 화학 샴푸인 경우는 더욱 신경 써서 여러 번 헹구어 내는 것이 좋다.

하비 다이아몬드의 《나는 질병 없이 살기로 했다》에 따르면 "인간은 100조 개 이상의 세포로 이루어져 있다. 이러한 세포의 독소를 제거하고 그곳에 에너지를 채우는 것이 질병을 예방하고 건강한 육체를 만들어준다"고 한다. 결혼과 출산, 육아, 직장 스트레스에 지친 30대들의 탈모와 두피 문제, 머릿결과 새치까지 해결할 수 있는 파이토케미컬 성분의 천연 헤나에 대한 관심이 그 어느 때보다 중요한 이유이다.

40대 : 흰머리가 나기 시작하는 40대를 위한 예방책

🌿 독한 화학 염색에 대한 거부감

젊은 20~30대는 건강하기 때문에 독한 화학 염색이라도 거부감이 심하지 않지만 이제 건강을 생각해야 하는 40대에 접어들면 슬슬 걱정이 된다. 머릿결은 점점 상하고 윤기는 찾아볼 수가 없고 게다가 가늘어지기까지 한다. 주기적으로 새치를 커버해야 하니, 하기 싫어도 독한 화학 염색을 억지로 해야 하는 상황이다. 나이가 들면 하기 싫어도 해야 하는 늘어만 가는 흰머리가 야속하기만 하다.

40대가 되면 여기 저기 암에 걸리는 사람들도 많이 보이고 나 자신도 건강에 대해 걱정이 되는 시기이다. 게다가 암에 걸려 치료를 받은 분들이 주변에 의외로 많다. 화학 염색을 더 이상은 사용해서는 안 되는데 그런 사실을 잘 모르고 그냥 화학 염색을 계속 사용하는 경우도 보았다. 매우 걱정되는 부분이 아닐 수 없다.

얼마 전 한 유튜버의 추천으로 《다이어트 불변의 법칙》(하비 다이아몬드 저)라는 책을 읽을 기회가 있었다. 두껍지 않은 책으로 1~2시간 안에 읽을 수 있는 분량이었는데 읽은 후에 적지 않은 충격을 받았다. 산업화 시대에 우리가 얼마나 다양한 상술에 휘둘리고 있는가와 더불어, 우리 몸에 독소가 쌓여 암에 걸리는 원리를 설명하면서 이를 예방할 수 있는 아주 쉽고 간단한 방법을 제시하고 있다. 시간이 되는 독자들은 평생에 꼭 도움이 되는 서적이니 한 번 읽어 보길 원해 드린다.

고객 중에 몸에 이상이 있어 병원을 찾은 분이 있다. 검사 결과 방광암이라는 진단을 받았는데 담당 의사가 화학 염색이 방광암의 원인이라고 하면서 화학 염색은 절대 해서는 안 된다고 했다는 것이다. 사람들은 이러한 사실을 잘 모르고 있다.

오늘도 전화 상담을 한 고객이 있는데 머리를 얼마나 혹사시켰는지 파마에 염색에 모발이 다 녹아내린 상태라고 한다. 헤어스타일도 전혀 나질 않아 다시 엊그제 파마를 했는데 상태가 더욱 악화되었다고 한다. 모발이 너무 상해서 화학제품은 더 이상 사용하면 안 되는데 다시 화학으로 파마를 하는 경우가 있다. 미용실에서도 고객의 모발 상태를 보면 더 이상 파마를 권하면 안 된다는 것을 알 텐데 이런 이야기를 들으면 너무 안타깝다.

40대에는 호르몬 변화로 인하여 자율 신경계와 면역력에 변화가 생긴다. 이러한 원인으로 인해 정수리와 가르마 위주로 탈모 증세를 보이면서 모발이 얇아진다. 탈모로 인한 스트레스가 탈모를 더욱 유발할 수 있으므로 천연 헤나를 이용해 주기적으로 관리하면서 스트레스를 줄여 나가야 한다.

　40대 후반이 되면 50대가 된다는 나이에 대한 중압감과 자신감 저하가 나타난다. 거기에 갱년기 증세가 일찍이 겹치면 문제는 심각해진다. 고객 중에 약을 먹어도 갱년기 증세가 너무 오래 지속 되어서 계속 탈모가 신경 쓰이는 분이 있는데 2주에 한 번씩 세심하게 관리를 하고 있다. 따라서 40대 이후에는 천연 헤나가 필수 아이템으로 급부상하고 있다.

🌿 노화와 더불어 오는 스트레스

　기혼이나 미혼을 불문하고 40대 남성들이나 여성들도 모두 직장 내에서 은퇴에 대한 걱정을 하게 된다. 주변에 40대 여성 지인에 따르면 40대 초반이 되니 대기업이었던 회사에서 은근히 퇴사 스트레스를 주어서 직장을 그만두었다는 이야기를 들었다. 나이가 드는 것도 속상한데 직장을 그만두고 또 새로운 일을 찾아야 하는 시기가 오는 것이다. 이분은 다행히도 미용을 배우면서 하고 싶은 일을 찾아 할 수 있는 기회로 삼고 있다. 하지만 대부분 이러한 상황이 스트레스로 작용하게 될 것이다.

　위기는 곧 기회이다. 필자도 25년간 하던 일본어 번역을 그만 두기 전에 '천연 헤나'라는 전혀 새로운 분야에 도전해서 자리를 잡아서 지금에 이르고 있다. 40대는 아직 기회가 많은 연령대이니 스트레스 받지 말자. 삶이 너무나도 길기에 자기 관리를 잘하면서 은퇴 없는 노후가 될 수 있도록 발전적인 목표를 세우는 것이 중요하다.

결혼을 하게 되면 출산과 육아를 거쳐 이제 아이들이 학교에 다니는 시기가 40대이다. 먹이고 재우는 것에서 이제는 아이들의 교육에 바짝 신경이 쓰이는 나이이다. 그만큼 아이들이 대학에 가기 전까지 교육 스트레스가 지속적으로 쌓이는 시기다. 직장 생활을 하는 엄마는 낮에 아이들과 떨어져 있기 때문에 신경은 쓰이지만 잔소리하는 빈도는 줄어든다. 이에 반해 하루 종일 아이들을 따라 다녀야 하는 전업 주부인 엄마들은 이만저만 피곤한 게 아니다.

필자는 프리랜서로 오랫동안 일을 해 왔기 때문에 직장에 다니는 엄마들이나 육아에 전념하는 엄마들의 고충을 모두 이해할 수 있다. 어떨 때는 차라리 직장에 나가서 경제적인 활동을 하는 것이 더 수월하게 느껴질 때도 있다. 아마도 육아나 가사가 적성에 맞지 않아서 그랬는지 모르겠다. 여자라고 해서 모두 육아와 가사가 적성에 맞을 수 없으니 힘들고 지칠 때는 주변에 도움의 요청을 하는 것이 좋다. 필자도 남편과 친정 부모님의 도움을 적극 활용했다. 불규칙한 프리랜서 일을 유지하기 위해서는 혼자 힘으로 가사와 육아를 도저히 감당할 수 없었다.

주변 식구들에게 상황을 솔직히 털어 놓고 도움을 요청한다면, 신체적이고 정신적인 어려움도 극복할 수 있다. 이제 곧 50대에 가까워지면 아이들도 대학에 진학하고 어려운 시기도 지나간다. 마냥 아이들이 어리지 않기 때문에 이러한 시간을 슬기롭게 잘 극복하기를 응원하고 싶다. 50대가 되면 그렇게도 힘들게 하던 아이들이 더 이상 우리를 찾지 않는 시기가 온다. 오히려 찾으면 싫어한다. 그때 빈 둥지 증후군(Empty nest syndrome : 자녀가 독립하여 집을 떠난 뒤에 부모나 양육자가 경험하는 슬픔, 외로움, 상실감을 가리키는 용어)으로 서글프지 않으려면 40대에 가족들에게 너무 희생하고 봉사하지 말고, 나만의 일이나 취미 및 봉사 활동을 틈틈이 찾는 것이 필요하다.

🍃 자신의 성장에 더욱 집중해야 할 40대

　40대가 되면 30대보다 확연히 체력이 떨어지는 것을 느낀다. 하지만 여자는 40대에 가장 완숙한 시기이다. 철모르던 20~30대를 거쳐 다양한 경험을 통해 과거에 이해하지 못했던 다양한 경험이나 공부도 이해가 되고 실제로 쌓이는 느낌이 든다. 아이들과도 성적만 아니라면 나름 대화도 통하고 친구처럼 지낼 수 있는 시기이다. 아이들과 너무 성적으로만 힘겨루기를 하지 말고 친한 친구처럼 지내는 것도 방법이다.

　오히려 엄마가 나름대로 하고 싶은 공부를 하거나 일을 하면 아이들도 그 모습을 보고 따라 하게 된다. 엄마가 모범을 보이면 보지 않는 것 같아도 아이들은 부모의 모습을 보고 모방하고 성장하기 때문이다. 공부하라고 잔소리 하고 싶을 때는 앉아서 책을 읽거나 나름대로 필요한 자격증을 따거나 본인의 직업에 충실한 모습을 보여주면 좋다. 아이에게도 부모에게도 미래를 위해서는 미래를 준비한다는 관점에서 매우 효과적이다. 바쁘고 힘들더라도 나 자신의 성장에 더욱 집중해야 할 40대라고 꼭 강조하고 싶다.

　노후에 대한 준비도 걱정되는 시기이다. 남들은 이루어 놓은 것도 많은 것 같은데 나는 마냥 제자리인 것 같고 남은 인생 무엇을 하면 살아가야 할지 직업이 있거나 없거나 고민인 건 마찬가지이다.

강북 삼성 병원 기업 정신 건강 연구소의 조사에 따르면 40대 직장 남성의 경우는 68.1퍼센트가 가장 큰 스트레스 원인으로 직무 스트레스를 꼽았다고 한다. 이는 권위적인 세대와 자율적인 세대 사이에서 직무에 대한 부담감을 느끼기 때문이라고 한다. 우리나라 40대 남자의 돌연사 확률이 가장 높다는 보도가 있을 정도로 스트레스가 심하다. 한편 여성은 대인관계에 의한 스트레스를 더 많이 경험한다고 한다.

천연 헤나 보급에 대한 사명감

천연 헤나 보급 및 전문가 양성에 오랜 동안 종사하면서 이제는 환경과 건강을 위한 일이라는 사실을 시간이 지날수록 절실하게 느끼게 된다. 처음에는 천연이 좋아서 모발과 두피가 좋아진다는 데 매료되어 일을 시작했다. 하지만 이제는 우리나라 국민들의 건강과 환경이라는 대의가 필자로 하여금 강한 사명감을 느끼게 한다. 얼마 전 공공 기관에서 "천연 헤나 염색"에 대한 강의를 진행하였는데 참가자들의 뜨거운 관심과 반응에 더욱 무거운 사명감을 가지게 되었다.

책을 읽는 많은 독자 분들도 천연 헤나를 어떤 기회로든 접하게 된다면 주변 분들의 건강과 우리의 환경 보호라는 관점에서 40대의 역할이 크고 중요하다. 나를 살리고 가족을 살리고 환경을 살리는 일이 유해 화학 물질 사용에 대한 경각심을 가지는 것이다. 만일 화학 물질이 아니면 안 되고 대안이 없다면 어쩔 수 없을 것이다. 충분한 대안이 있고 과도한 사용이 문제가 된다는 점을 간과해서는 안 된다.

40대가 인생에 있어서 가장 하이라이트이고 소중한 시기라는 생각이 든다. 40대에 나를 잘 관리하고 더욱 활기찬 50대를 맞이하기 위해 준비해야 하는 시기이다. 이에 필자는 천연 헤나 전문가로서 독자들의 건강에도 기여하고, 새로운 직업을 모색하는 분들에게도 도움이 되길 바란다.

50대 : 갱년기가 오기 전에 천연 헤나에 대해 알아야 하는 이유

🌿 모발에서 오는 갱년기 증세

"갱년기가 오니까 갑자기 모발이 가늘어지네요."
"머리카락이 자꾸 빠져서 고민이에요."
"얼굴이 화끈거리면서 피부도 갑자기 확 늙는 기분이 들어요."
"머리카락도 피부도 너무 건조해져요."

주로 40~60대 고객들이 많다 보니 주요 화두는 갱년기다. 물론 평소에 운동을 열심히 하거나 일을 열심히 하는 분들 중에는 갱년기를 모르고 지나가는 경우도 있다. 하지만 대부분의 여성들은 병원을 찾을 정도로 심각한 갱년기 증세를 호소하고 있다. 주요 증세는 갑자기 얼굴이 뜨거워지거나 밤에 땀을 흘리거나 잠을 못 자는 증세가 심해진다.

필자도 몇 년 전에 갑자기 몸이 더워지는 등 갱년기 증세와 비슷한 경험을 했다. 이에 놀라 일과 더불어 아침 운동도 꼬박꼬박하고 여성 호르몬인 에스트로겐 성분이 들어 있는 석류 등을 먹으면서 예방 중이다. 안면홍조 증세로 피부과를 방문하니 친절한 의사 분께서 수시로 찬물로 세수하는 것이 최선의 방법이라고 알려주어 실천하고 있다. 갱년기 증세는 운동을 열심히 하면 완화되는데 운동을 통해 근육의 밀도도 증가하고 골다공증도 예방되니 꾸준한 운동이 가장 중요한 예방책이다.

남자들은 나이가 들수록 대부분 중후하게 늙어가는 것 같다. 그에 비해 여성들은 정말 이래 저래 손해가 많다. 여성들은 출산도 큰 일인데다 난소 노화에 의한 폐경기에 접어들면 갑자기 다양한 신체적인 경험을 하게 된다. 앞에서 언급한 증세로 인해 어려움을 호소하는 가운데 피부와 신체도 갑자기 노화된다. 일단 피부가 건조해진다. 외국에 사는 필자의 친언니는 얼굴이 갑자기 당기고 건조해져서 아무리 좋은 보습제를 발라도 겉도는 고통을 호소한 적이 있다. 그리고 기초 대사가 급격히 줄어들어 살도 찐다. 살만 찌면 다행이다. 근육은 줄어들고 살이 찌니 서글프다. 그러면서 빈집 증후군 같은 우울증도 동반되는데 몸의 수분이 줄어들면서 모발도 함께 건조하게 푸석해지기 시작한다.

얼굴에 열감이 자주 느껴지면서 안면홍조로 인해 피부가 건조해지는데 두피도 피부이므로 함께 건조해지면서 모발도 푸석거리게 된다. 열감이 심하면 피부의 모공도 탄력을 잃고 분화구처럼 커지는데 두피도 마찬가지 현상을 겪는다. 피부나 모발도 젊을 때부터 신경을 쓴 고객과 나이 들어 갑자기 위기감을 느껴 신경을 쓰는 고객의 경우는 많은 격차가 벌어진다. 특히, 피부와 모발은 평소 관리에 따라 차이가 많이 난다. 젊을 때야 청바지에 티셔츠만 입어도 예쁘지만 나이가 들면 피부와 모발 상태에 따라 나이가 10~20년은 차이가 나 보인다. 그래서 함부로 나이를 묻거나 짐작하는 것도 잘못하면 큰 실례가 된다.

우리 피부에 가장 중요한 것은 보습과 영양 공급이다. 필자는 피부 보습과 영양에 항상 신경을 쓰는 편이다. 세수를 하고 나면 물기를 지나치게 제거하지 않은 상태에서 욕실에 상비해 둔 화장품을 바로 발라준다. 세수하고 나서 물기가 날아가면서 피부가 가장 건조해지는 것을 느끼기 때문이다. 피부가 건조해지면 바로 주름으로 이어지니 세안 후 관리가 가장 중요하다.

화장품은 그리 고가의 제품을 선호하지는 않는다. 고가의 화장품에는 가격에 거품이 많이 끼어 있다고 생각하기 때문이다. 오히려 K-뷰티 열풍에 힘입어 최근에는 저렴하면서도 병원 시술 못지않은 고기능성 제품이 속속 출시되고 있기 때문에, 이러한 제품을 활용하여 듬뿍 바르는 것이 효과적이라고 생각한다. 그리고 천연 보습 오일도 항상 활용한다. 병원 시술에 의존하기 보다는 평소 관리를 통해 피부 좋다는 소리를 많이 듣는다.

🍃 갱년기 증세를 보이는 모발에 대한 최적 솔루션

그렇다면 우리 두피와 모발의 건조함을 어떻게 예방해야 할까? 모발로 덮여 있어 평소에는 화장품을 바를 수도 없고 관리가 어려운

게 바로 두피이다. 우선 가급적이면 건조해지지 않도록 하는 게 중요한데 우리는 평소에 세정력이 강한 샴푸를 사용함으로써 두피의 피지를 지나치게 제거하여 건조하게 만들거나 또는 피지가 과잉 분비되도록 조장한다. 게다가 한 달에 파마나 화학 염색약과 같은 화학제품을 1~2회씩 주기적으로 발라 두피 상태는 더욱 악화된다. 이에 일단은 화학 샴푸나 파마, 염색을 자제하는 것이 우선되어야 할 것이다.

파마나 염색을 하지 않으면 안 되는 고민들을 천연 헤나가 신기하게 해결해준다. 일단 천연 헤나로 팩을 하면 로소니아 성분에 의해 모발에 천연 코팅이 이루어지는 원리로 볼륨감을 높여 준다. 한 번 할 때마다 20퍼센트 정도씩 충전되는 느낌으로 할 때마다 볼륨감이 높아진다. 헤나 잎을 가루로 만든 재료로서 마치 풀을 먹인 것처럼 모발에 힘이 생기고 두꺼워지면서 볼륨감이 생기니 파마 주기를 늘려도 헤어스타일에 자신이 생긴다.

천연 헤나는 모발의 큐티클층을 감싸서 보호막을 형성하므로 열에도 강해 평소에 하는 드라이에도 모발의 수분이 날아가지 않도록 유지시켜 준다. 여기에 햇빛의 자외선 차단 효과도 있어 골프나 야외 수영 등에 모발이 건조해지고 푸석거리는 것을 예방해 준다. 골프 치는 고객들이 많아 골프 라운딩을 가기 전에 꼭 헤나 관리를 받고 가고, 자녀들이 신혼여행 등 해외여행을 가면 바닷가 햇빛과 소금물에 의한 모발 손상을 예방하기 위해 헤나 팩을 꼭 권해 드린다.

천연 헤나의 핵심 성분인 로소니아에 의한 모발 코팅 효과도 우수하지만 두피에도 헤나 팩이 열감을 제거하면서 수분을 공급한다. 그리고 헤나 팩의 강력한 항산화 효과가 모공 속의 산화된 피지를 제거하여 탈모에도 매우 효과가 있는 것으로 알려져 있다.

두피는 두피와 모발을 보호하기 위해 피지를 적당히 분비해야 하는데 수분이 부족하면 유수분 밸런스가 깨져 두피가 지성이 된다. 또한 샴푸, 특히 탈모 예방 샴푸 등의 강한 세정력이 피지를 지나치게 제거하여 피지를 과잉으로 분비하도록 만든다. 과잉으로 분비된 피지는 모공에 쌓이고 공기나 노폐물과 만나 산화되면 모공을 막아 탈모를 유발시킨다. 따라서 두피에 유수분 밸런스를 잘 유지하고 모공에 산화된 피지가 쌓이지 않도록 하는 것이 탈모 예방의 첫걸음이다.

천연 헤나를 했더니 없던 잔머리가 많이 나온다고 하는 경우도 있다. 천연 헤나의 유효한 천연 성분으로 인해 두피 환경을 깨끗하고 균형 있게 만들어주기 때문에 빠진 머리가 다시 날 수 있도록 도움을 주는 것이다. 없던 머리가 나는 것이 아니라 장기적으로 모발이 잘 자랄 수 있는 환경을 만들어주어 지금 상태 이상으로 유지된다고 편하게 마음을 먹으면 탈모인들도 헤나의 효과를 볼 수 있다. 하지만 이미 과잉의 산화 피지로 인해 모공이 손상되거나 막혀, 모발이 거의 남아 있지 않은 심각한 탈모인 경우는 재생이 어렵다. 무엇이든지 건강할 때 지키는 게 중요하다.

여자들은 화학 파마나 염색약에 의한 후천적인 탈모가 더욱 심각하고, 남성들은 과잉 분비된 피지에 의한 모공 퇴화 및 스트레스로 인한 탈모가 심각하다. 여성들은 화학제품 사용을 피하는 것이 후천적 탈모 예방에 가장 중요한 키포인트이고, 남성들은 술, 담배, 육식 위주의 식습관, 스트레스 완화와 더불어 헤나 팩이나 순한 샴푸를 사용하는 등의 평소 관리가 중요하다.

자녀들의 사춘기보다 더 무서운 갱년기 탈모 및 노화 현상도 조금만 관심을 가지면 예방할 수 있다. 천연 헤나의 로소니아 성분이 모발에 고급스러운 색까지 입혀 주고 새치 및 흰머리까지 커버해 주니 자연이 우리에게 준 크나큰 선물이 아닐 수 없다. 본인도 천연으로 관리하고 스트레스 받아 고생하는 남편들도 신경써주자. 천연으로 신경 써서 관리해주면 외부에서 활동할 때 모발 건강도 지켜줄 수 있고 외모도 젊게 유지시켜 준다.

인생을 좌우하는
머리 관리법

어떻게 해도 헤어스타일을 낼 수 없어서 고민일 때가 있다. 자세히 들여다보면 모발이 많이 손상되면 그렇다. 그리고 모발에 힘이 없는 경우와 탈모로 인해 숱이 적어서인 경우, 또한 곱슬머리라서 스타일이 나지 않는 경우 등으로 크게 구분해 볼 수 있다.

20대~30대에는 모발이 건강하고 숱도 풍성하기 때문에 머리를 감고 말리기만 해도 헤어스타일에 걱정이 없다. 숱이 많아서 머리를 일부러 세우거나 부풀릴 필요도 없다. 오히려 미용실에 가면 숱을 쳐내거나 일부러 차분하게 스트레이트파마를 하기도 한다. 고객들 가운데는 젊은 시절, 건강한 머릿결을 회상하는 분들이 많다.

우선 모발이 가늘고 힘이 없는 경우를 살펴보자. 모발은 태어날 때부터 가늘고 약한 경우와 태어날 때부터 두껍고 건강한 경우가 있다. 태어날 때부터 모발이 가는 경우는 모발의 가장 안쪽에 위치하며 공기층으로 이루어진 모수질(medulla : 모발의 중심 부위)이 거의 존재하지 않는다. 게다가 케라틴(Keratin)이라는 경단백질로 이루어진 모표피의 투명한 큐티클층이 몇 겹 되지 않는다. 모표피는 모발에 따라 5~20겹까지 쌓여 있다. 즉, 머리카락 중심에 공기층이 정상적으로 모수질을 형성하고 있으며 큐티클층이 여러 겹일수록 모발이 두껍고 건강하다.

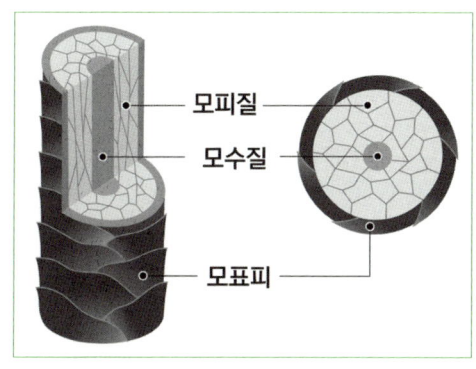

머리카락의 구조

🌿 모발이 가늘어지지 않도록 관리하는 방법

모발은 원래 두꺼웠더라도 후천적으로 얇고 가늘어지기도 한다. 그 이유는 여러 가지가 있지만 우선 화학적인 파마와 염색에 의해 머리카락 모피질(cortex : 전체 부피의 85~90퍼센트 정도를 차지하며 멜라닌 색소가 들어 있음)의 단백질과 수분이 유출되어 구멍이 생기는 다공성 모발(damaged hair : 모발의 간층 물질이 소실된 상태)이 되기 때문이다. 모발이 뼈의 골다공증과 같은 현상을 일으키는 것이라고 비유하면 이해가 빠를 것이다. 또 하나는 두피 환경이 악화되고 혈액 순환이 좋지 않아 건강한 모발이 나지 않기 때문이다. 머리카락은 우리의 건강과 영양 상태의 척도이므로 심한 다이어트나 인스턴트 음식에 의한 영양 불균형을 알 수 있다. 또한 산화 피지나 염증 등에 의한 두피 상태 악화로 인해 가는 모발이 나게 된다.

모발이 이처럼 얇거나 얇아지게 되면 파마도 잘 나오지 않고 커트를 해도 힘이 없어서 스타일이 살지 않는다. 게다가 탈모의 전조 증세이므로 모발이 얇아지지 않도록 관리에 신경을 써야 한다. 모발이 원래 가는 경우라면 모르겠지만, 파마나 화학 염색이 후천적 탈모의 원인으로 지목되고 있다는 점이 심각하다. 태어날 때부터 유전적으로 건강하지 않게 태어났더라도 후천적으로 관리하고 신경을 쓰면 유전적인 탈모도 얼마든지 예방할 수 있다.

여자들은 여성호르몬이 나오기 때문에 남성호르몬에 의한 심각한 대머리는 없다고 알려져 있다. 탈모의 원인이 남성호르몬에 있기 때문이다. 하지만 현대 여성들은 호르몬 불균형이나 질병 등에 의해 탈모를 보이는 경우가 늘고 있다. 여성은 전체적으로 모발이 가늘어지고 숱이 적어지는 확산성 탈모 유형을 보인다. 이는 갱년기 이후 여성 호르몬인 에스트로겐이 남성 호르몬인 안드로겐(남성호르몬의 총칭)의 기능을 억제하지 못해서 발생한다(방기호, 《대머리를 기만하지 마라》, 은행나무, 2012 인용). 남성형 탈모증이 진행되면 두피가 딱딱해지면서 두피에 광택이 난다. 여기에 화학 염색과 파마, 심각한 다이어트 등으로 인해 탈모가 가속화되고 있는 것이다. 여성들이 탈모로 고통을 받지 않으려면 영양이나 스트레스 관리도 중요하고 이와 더불어 불필요한 파마와 염색을 중단해야 한다.

두피 및 탈모 관리 전문점이나 모발 이식 등의 방법으로 탈모인들이 이에 대한 해결책을 찾고 있지만, 치료를 받으면서 화학 염색을 하거나 파마를 한다면 효과를 기대할 수 없다. 탈모 해결을 위한 약물 치료도 마찬가지이다. 호르몬에 의한 탈모 치료제는 일단 먹기 시작하면 평생을 먹어야 하고, 약값도 상당하다. 물론 병원에서 호르몬 검사를 받고 처방을 받지만 양약을 평생 복용하는 것이 건강에 또 다른 영향은 없을지 걱정된다. 게다가 프로페시아(Propecia)라는 탈모 치료제는 전립선 비대증 치료제가 발모에 효과가 있다는 사실이 우연히 발견되면서 이 약의 함량을 낮춘 것이기 때문에 젊은 가임기 여성들은 절대 만지거나 복용해서는 안 된다.

여성들도 평소에 관리할 시기를 놓치고 탈모가 심각하게 진행된 후에 모발 이식 수술을 받는 경우도 있다. 건강과 마찬가지로 모발도 탈모가 생기지 않도록 사전 관리가 중요한데, 우리 나라 탈모 시장은 비용과 건강에 무리가 따르는 상업적인 사후 관리에 초점이 맞추어져 있다. 게다가 최근에는 모발 이식 수술도 과대광고가 많기 때문에 주의할 필요가 있다. 모발 이식 수술은 시간적으로 한 번에 많은 양의 모발 이식이 불가능하다고 알려져 있다(방기호 원장, 《대머리를 기만하지 마라》 인용). 한 번에 저렴한 가격으로 시술하는 과대광고나 시술 부작용으로 피해를 입는 경우가 적지 않은 것으로 알려져 있다.

🌿 꾸준한 관리로 곱슬머리 고민 해결

가는 모발이나 탈모 외에 곱슬머리로 고민인 경우도 많다. 통계적으로 우리나라 사람 절반 이상이 곱슬머리를 가지고 있다. 곱슬머리도 우성인자이기 때문에 부모 중 곱슬머리가 있으면 아이도 곱슬머리로 태어나게 된다. 곱슬머리도 구불거리는 반곱슬머리(파상모)와 심한 곱슬머리(축모)가 있다. 모낭의 형태가 정상적이면 직모로 모발의 단면이 동그랗게 나는데, 모낭이 타원형일수록 곱슬머리가 심해지고 모발의 단면은 납작해진다.

곱슬머리가 고민인 사람들의 인터넷 카페가 다수 있을 정도이니, 곱슬머리도 맘에 드는 헤어스타일에 장해가 된다. 고객 가운데 모발이 반곱슬머리인 경우가 있고, 완전 곱슬머리인 경우가 있다. 모발이 반곱슬머리인 경우도 비가 오거나 습기가 심하면 머리가 제멋대로 틀어져 더욱 고민이 된다. 반곱슬 머리인 경우는 평소 천연 헤나 관리를 통해 모발에 힘이 생기면 반곱슬의 고민을 해결한 경우가 많다. 게다가 평소에 원하던 직모 스타일로 모발이 펴지기도 해 만족도가 매우 높다.

손이 들어가지 않을 정도로 아주 심한 곱슬머리도 1~2년간 2주에 한 번씩 꾸준히 관리한 결과, 머리카락 사이로 부드럽게 손이 들어갈 정도의 부드러운 모질로 변모하는 경우를 고객을 통해 직접 경험했다. 곱슬머리로 고민인 독자가 있다면 꾸준히 천연 헤나 팩으로 원하는 헤어스타일을 만들 수 있는데, 헤나의 로소니아 성분이 모발에 달라붙어 푸석거리지 않도록 수분을 유지해 주기 때문이다. 그리고 헤나 성분이 모표피에 코팅되어 납작한 모질을 어느 정도 둥글게 만들어주는 원리 때문인 것으로 추정된다.

🌿 빛나는 머릿결이 인생도 빛나게 만든다

　모발이 너무 심각하게 손상된 경우도 흔치 않게 볼 수 있다. 모발의 끝이 갈라지거나 부서지거나 끊어지는 경우도 많다. 모발은 일단 끝이 갈라지면 되돌려 붙일 수 없기 때문에 어느 정도는 잘라내고 천연 헤나로 관리를 해야 한다. 육안으로 보기에 끝이 5센티미터 갈라져 있다면 머리카락 안쪽은 5센티미터만큼 더 손상되어 있다고 봐야 한다. 그러니 심하게 손상된 모발 끝은 잘라내어 어느 정도 정리를 하고 천연 헤나로 관리해야 갈라진 모발을 타고 위로 더 손상되는 것을 막을 수 있다.

　건강한 머리카락의 80퍼센트가 단백질이고 15퍼센트 전후가 수분인데, 모발이 손상되면 수분과 단백질이 손상된 큐티클층으로 계속 빠져나간다. 이로서 손상도가 점점 더 심해지고, 변형된 단백질로 인해 헤어스타일을 낼 수 없을 뿐만 아니라 모발이 점점 가늘어지고 탄력을 잃게 된다.

　현대인은 모발을 너무 혹사시키고 있다. 게다가 머리카락이 나는 토양인 두피도 함께 상처를 입고 있다. 평소에 두피와 모발에 관심을 가지기보다 상처를 주고 자극을 주면서 왜 머리가 빠지는지 모르겠다고 한다. 왜 머리가 이렇게 가늘어지고 스타일이 나지 않는지 모르겠다고 한다. 본인이 심각한 원인을 제공하면서 그 이유를 모르겠다며 아마 유전이라서 그렇다고 한다. 머리가 빠지면 나중에는 이식을 하든지 가발을 쓴다고 한다. 아니면 아예 빡빡 밀고 다니겠다고 심하게 말하는 사람도 있다. 탈모는 목숨이 걸린 질병은 아니지만, 탈모로 고민하는 사람은 죽고 싶을 정도로 스트레스를 받는다고 한다.

　천연 헤나라는 천연 재료에 관심을 가지기만 하면 웬만한 두피 문제와 모발 고민에서 해방될 수 있다. 효과에 대해 정확히 알고 사용하는 방법을 전문가에게 정확히 배워 화학 재료를 머리에 바르는 정도의 시간과 노력만 투자하면 충분하다. 머리카락도 엄연히 내 몸의 일부이다. 건강한 헤어스타일이 나의 인상과 나의 인생을 좌우한다. 시간이 갈수록 내 인생이 빛나도록 머리끝부터 관리하자.

미용실 가지 않고 내 머리
내가 관리하는 노하우

오늘도 탈모로 고민인 고객과의 심도 있는 대화가 이어졌다. 전국에 유명하다는 병원과 방법은 모두 접해 보았다고 했다. 이제는 모발 이식까지도 긍정적으로 생각하는 눈치였다. 여름철만 되면 유달리 머리카락이 빠지는 걸 느낀다고 했다.

올해는 유달리 폭염이 오래 지속되었다. 사실 사계절이 있는 대한민국은 탈모 인구에게는 더욱 가혹한 환경이다. 봄, 가을에는 환절기라 빠지고, 여름에는 잦은 샴푸와 높은 온도 때문에 빠지고 겨울에는 혈액 순환이 안 되고 빠진다. 현대인들은 거의 매일 머리를 감고 있으며 헤어스타일을 내기 위해 손질하면서 모발에 많은 시간과 신경을 쓰고 있다.

🍃 머릿결을 손상시키는 물리적인 자극

매일 하는 샴푸의 중요성에 대해서는 앞에서 여러 차례 다루었다. 샴푸 방법도 중요하지만 세정 성분이 두피에 남지 않도록 깨끗이 헹구는 것이 무엇보다 중요하다. 특히, 모발이 긴 경우에는 샤워하면서 서서 감는 방법은 두피의 세정 성분까지 깨끗이 씻어내는 데 한계가 있어 보인다.

샴푸를 마치고 두피를 중심으로 잘 말려야 한다. 두피가 습하면 노폐물도 잘 쌓이고 각종 균이나 모낭충 등이 살기 좋은 환경이 된다. 드라이할 때도 머리를 앞으로 숙여 모근을 살리면서 두피 속까지 시원한 바람으로 잘 말리는 방법이 좋다. 서서 머리를 말리게 되면 아무래도 머리카락을 잘 마르지만 두피 안쪽까지 잘 말리기는 쉽지 않다. 필자는 드라이기도 사용하지만 작은 선풍기를 두고 시원한 바람으로 동시에 말리는데 시간이 크게 단축된다.

미용실을 가지 않아도 천연 헤나로 관리한 모발은 손질이 수월하다. 또한 열이나 자외선에 강하다. 두피와 모발이 잘 마른 상태에서 머리카락을 적당한 열로 세팅하면 오히려 윤기가 돈다. 머리카락의 큐티클층은 마찰과 같은 물리적인 자극에 약하다. 큐티클층이 머리끝을 향해 있기 때문에 천연 헤나를 바르고 마사지를 할 때도 두피 방향이나 모발 끝 방향의 위 아래로 모발을 마사지 하는 것은 절대 금물이다. 모발을 쓰다듬듯이 머리끝 방향으로만 마사지를 해야 한다.

미용실에서 화학 염색보다 순하다고 화학 매니큐어를 권하는 경우가 많다. 화학 매니큐어액을 바를 때도 모발을 위 아래로 마사지 하는 모습을 볼 수 있는데, 백콤(올림머리를 할 때 빗으로 모발을 두피 방향으로 빗어 부풀리는 빗질)을 하거나 큐티클층과 역방향으로 마사지하는 것은 머릿결을 크게 손상시키는 방법이니 피해야 한다.

그리고 겨울철이 되면 성가시게 하는 정전기도 모공에 심한 자극이 된다. 여름에는 습도가 높아 땀을 통해 정전기가 방전이 되는데, 겨울에는 습도가 30~40퍼센트로 낮아져 쉽게 방전이 되지 않기 때문에 정전기가 발생한다. 특히 건조한 모발인 경우에 정전기가 심하다. 뜨거운 물로 샴푸하는 것을 피하고, 천연 헤나로 모발의 수분이 증발되는 것을 예방함과 동시에 건조해지지 않도록 천연 오일로 보습해주는 것이 좋다.

빗질도 잘하면 모발의 표면을 잘 정돈시키고 노폐물을 제거하며 두피를 자극하여 혈액 순환을 돕는다. 이때도 마찰에 의해 정전기가 잘 생기는 플라스틱 빗은 되도록 피하는 것이 바람직하다. 건조한 겨울철에 특히 파마나 염색을 하게 되면 모발이 손상되어 수분이 크게 감소하면서 정전기가 더욱 심하게 발생한다. 필자도 겨울철에 파마를 하고 파마가 풀어질까봐 1~2주간 헤나 관리도 못하면서 심한 정전기를 경험한 적이 있다. 일시적인 스파크가 몇 만 볼트라고 하니 지금 생각해도 온몸이 짜릿한 정도로 심한 자극이다. 특히 겨울철에는 정전기가 자주 발생하는 계절이므로 모발 끝부터 보습을 잘 관리하는 것이 중요하다.

🌿 머리를 건조하게 만드는 인위적인 시술

파마나 화학 염색을 하면 머리에서 계속 냄새가 나는 걸 느낄 수 있다. 실제로 파마와 화학 염색 성분이 두피와 모발에 2~3주간 남아 있다. 고객 중에 어쩔 수 없이 파마와 화학 염색을 병행하는 경우가 있다. 이때 천연 헤나를 먼저 해야 하는지 화학 시술을 먼저 해야 하는지 묻는 경우가 많다. 화학 시술을 하는 경우, 두피에 화학 잔여물이 남아 두피를 자극하고 손상시킬 수 있으므로 화학을 먼저 하고 천연 헤나를 바르는 것이 효과적이다.

파마가 풀릴 것이 걱정된다면 모발 끝까지 바르지 말고 두피 위주로 발라 주는 것도 적절한 방법이다. 물론 화학 염색을 한 경우는 두피와 모발 전체에 듬뿍 발라 화학으로 손상되고 건조해진 두피와 모발을 케어하고 자극적인 성분도 중화시키는 것이 좋다.

우리의 모발은 다행히도 화학적인 자극에는 손상을 덜 입는 구조를 가지고 있다. 오히려 빗질이나 정전기, 햇빛과 같은 물리적인 자극에 더 취약하다. 이와 같은 특성을 가진 모발이 화학에 의해 손상되었다는 것은 그 만큼 강력한 화학적인 재료를 사용해서 손상을 입혔다는 증거이다. 이와 같이 모발을 보호하고 있는 큐티클층을 손상시켜 머리카락의 컬을 만들거나 염색약을 흡수시켜야 하기 때문에 강알칼리(1제)와 강산성(2제)을 번갈아가며 사용한다. 따라서 모발은 심각한 손상과 자극을 받는다. 이에 필자는 고객들에게 파마보다는 가능하면 열 세팅기나 헤어롤을 사용하도록 권한다. 천연 헤나로 관리된 모발은 열에 강하고 모발에 힘이 생기기 때문에 세팅기로도 충분히 헤어스타일을 낼 수 있다는 장점을 가지고 있다.

요즘은 주부들이 환경과 건강에 매우 관심이 많다. 작은 것부터 환경을 생각하며 실천하는 주부들을 '에코맘(Ecomom)'이라고 부르는데, 가족들의 건강을 생각해서 유기농 제품을 선호하고 친환경적인 제품을 사용하는 바람직한 움직임이라고 할 수 있다. 에코맘들은 먹는 제품 이상으로 몸에 바르는 제품에도 관심이 많다. 이에 천연 헤나에 관심이 매우 높아지고 있다.

참고로 2011년에는 가습기 살균제 사건(폐 손상으로 산모, 영유아 등이 사망하거나 질환에 걸린 사건)으로 많은 아이들이 목숨을 잃은 안타까운 일이 있었다. 1994년부터 출시되기 시작했다고 하는데 우리 아이들이 어렸을 적에도 사용했던 기억이 있어 걱정되는 부분이다. 편리함을 추구하면서 사용하는 수만 종류의 화학물질 가운데 어떤 것이 우리의 삶을 공격할지 알 수 없고, 눈에 보이지 않기 때문에 더욱 두렵다. 과잉 소비의 시대가 낳은 부작용이다. 날마다 새로운 제품을 만들어내고 소비하는 시대이기 때문에 획기적인 화학 물질이 넘쳐날 수밖에 없다.

기초적인 천연 샴푸 방법, 천연 헤나 관리 방법, 천연 오일 보습 방법이면 심각한 탈모 걱정에서도 벗어날 수 있다. 과잉으로 생산되는 화학제품의 구입 및 사용을 멀리하고 자연스런 헤어스타일을 연출하는 데 관심을 기울인다면 심각한 모발 손상과 탈모 인구가 크게 줄어들 것이다.

머리카락을 인위적으로 부풀리고 색을 바꾸기보다 원래 가지고 있는 두피와 모발의 건강함을 유지하고 관리하는 것이 중요하다. 이것이 바로 장기적으로 비용을 아끼면서 젊음을 유지하는 최대의 비결이다. 모발과 두피가 건강해야 어떤 헤어스타일을 해도 젊어 보인다. 집에서도 얼마든지 홈케어로 건강과 헤어스타일의 두 마리 토끼를 잡을 수 있다. 구불거리는 컬이나 밝은 모발색이 인상을 부드럽게 보이게 한다고 다들 말한다. 하지만 화학적인 방법으로 외적인 변화를 주기보다는, 긍정적인 마음에 웃는 얼굴로 인상을 좋게 만드는 것도 중요하다. 이와 더불어 천연 헤나 관리가 여러분의 밝은 미소에 도움이 되기를 바란다.

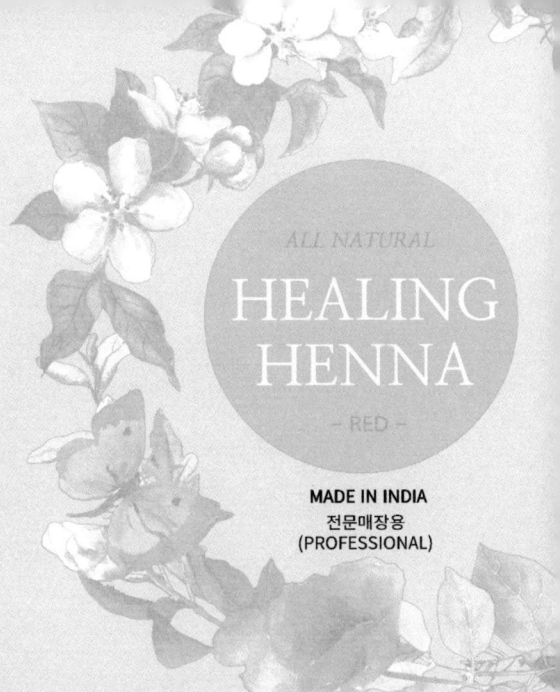

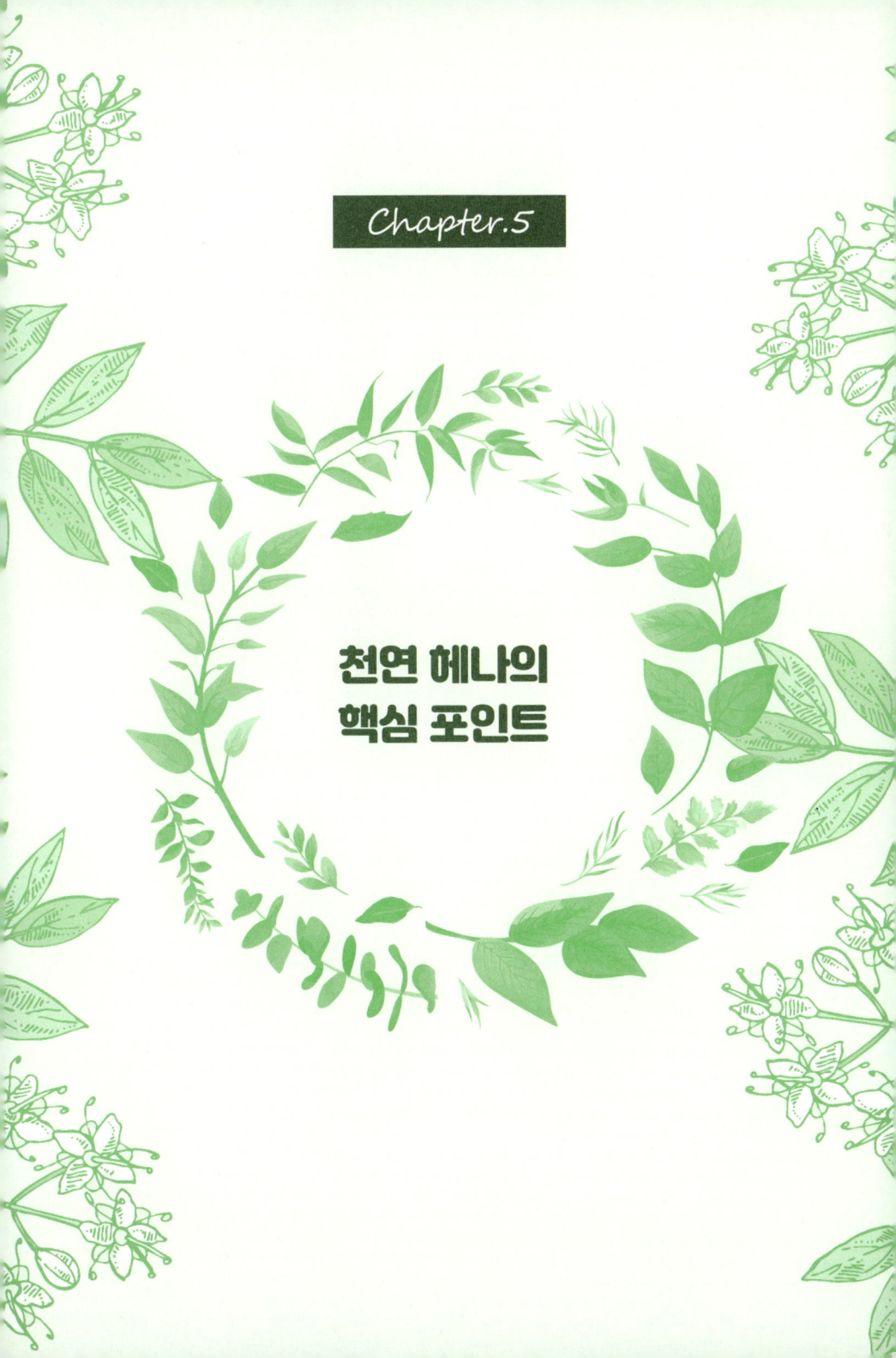

Chapter.5

천연 헤나의
핵심 포인트

올 내추럴 힐링 헤나

사람이 오래 사는 시대가 되었다. 70대가 90대를 부양하는 것을 흔치 않게 볼 수 있다. 필자는 오남매 중에 막내로 태어났다. 늦둥이로 태어나 부모님 연세가 많다. 곧 70대가 90대를 부양하는 '노노부양(노인이 노인을 부양한다는 의미)'인 상황이 도래하게 된다.

누구나 아프면서 오래 살고 싶지는 않다. 오래 사는 것은 운명이니 사는 날까지 건강하고 활기차게 살고 싶다. 하지만 우리 부모님을 보더라도 혈압, 당뇨 등 기본 약에 전립선, 무릎, 허리 통증, 정신과 약 등이 추가된다. 하루도 병원을 안 가는 날이 없다. 정형외과, 한의원, 신경정신과, 가정의학과 등등 번갈아가며 가야 마음이 놓이는 듯하다.

1차 베이비부머 세대(55~63년)와 2차 베이비부머 세대(68~74년)의 은퇴와 인구 감소가 맞물려 10년 내에 초고령화 시대를 앞두고 있다. 초고령화란 65세 인구가 20퍼센트 이상인 사회를 말한다. 한국국토정보공사의 인구 미래전망에 따르면 2035년에는 40대 이상 인구와 40대

미만 인구의 비율이 3:1에 이를 것으로 예상되는 상황이다.

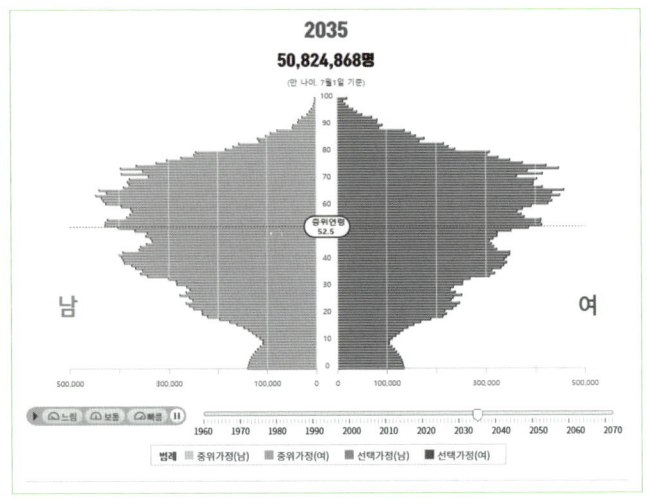

인구 피라미드(2035년 예상 그래프)

🌿 초고령화 사회의 화두 '건강'

고령화 사회를 반증하듯이 누구에게나 건강이 최고의 화두이다. 젊은 사람들도 이유 없이 피곤하고 아픈 경우가 많다. 산업화를 거치면서 발전의 속도만을 중시하던 시대는 저물고 있다. '슬로우'와 '웰빙'을 중시하게 되면서 어떤 제품이든 천연을 표방하지 않으면 소비자에게 외면을 받는다. 입으로 먹고 몸에 바르는 제품의 전 성분 표시가 의무화되어 있는 시대이다. 그러나 일부러 그러는 건지 모르지만 천연 성분이 들어 있다는 사실은 크게 적어 두고, 기타 화학 성분은 깨알같이 작게 적혀 있다. 자세히 읽어 보려 해도 잘 보이지 않을 뿐만 아니라 읽어도 도대체 알 수 없는 성분이 수두룩하다.

식당을 가더라도 이제 소비자들은 싸고 맛있는 것만 원하지 않는다. 되도록이면 식재료를 인공적으로 가공하거나 식품 첨가물이 다량 들어 있는 음식은 아무리 싸고 맛있어도 외면한다. 몇 만 가지에 이르는 화학물질이 우리 몸에 들어가서 어떤 작용을 일으킬지 도무지 알 수 없다.

식품첨가물 전문가인 안병수 씨가 어느 케이블 TV에서 방송한 내용을 보고 경악을 금치 못했다. 그 내용을 간단히 정리해보면 다음과 같다. 식품의약품안전처가 사용을 허가한 화학 식품첨가물이 약 400여 종에 달한다. 이러한 화학 식품첨가물이 가장 많이 들어 있는 식품으로는 라면, 과자, 아이스크림 등으로, 사용하는 식품첨가물이 20~40종에 이른다.

식품과학회에 따르면 성인기준으로 1년에 4킬로그램 섭취가 적정량인데, 현대인은 약 25킬로그램이나 먹고 있는 것으로 조사되었다. 이 가운데 10퍼센트 정도가 몸속에 쌓여 장염, 당뇨, 비만, 대사증후군, 암, ADHD 등의 각종 질병과 탈모까지 유발한다.

가공식품을 피하고 천연 식재료를 이용한 음식을 먹어야 한다. 만일 가공식품을 구입할 때도 원료 표시란에 읽어도 알 수 없는 내용물이 들어 있다면 피해야 한다. 특히, 문제가 되는 몇 가지 식품 첨가물로는 타르 색소, 안식향산나트륨, 아질산나트륨, 아황산나트륨, 산탄검, 코치닐 색소, 카라기난 등이 있다.

가족들을 위해 식품첨가물을 적게 먹으려면 가급적 외식을 피하고 집에서 담근 장으로 천연 재료를 간단하게 조리해서 먹는 것이 좋다. 영양가가 많이 들어 있는 현미밥이나 잡곡밥에 된장찌개나 미역국, 그리고 간단히 구워먹는 고기나 생선, 쌈 야채 등이면 영양 균형도 맞추고 식품 첨가물도 적게 섭취하는 식단이 된다.

인공적인 식품 첨가물을 적게 섭취하고 자연적인 식재료를 먹기 위한 노력이 크게 어려운 것은 아니다. 가장 중요한 신체 부위인 두피와 모발도 마찬가지이다. 인공적인 시술을 하는 미용실에 가는 횟수를 줄여야 한다. 또 마트에서 쉽게 살 수 있는 유해한 화학 염색약을 집에서 직접 머리에 바르지 말아야 한다.

🍃 인공 식품첨가물과 염색약의 폐해

100퍼센트 천연 재료인 헤나를 이용하면 나와 가족들의 머리 건강을 얼마든지 책임져 줄 수 있다. 인공 첨가물 덩어리인 가공식품의 내용물을 보고 놀라움을 금치 못하는 것처럼 파마약이나 화학 염모제의 구성 성분도 동일하다. 미용실에서 소비자에게 내용물을 보여주고 시술하는 경우는 없다. 안 보이는 곳에서 화학 염색약을 조제해서 발라주기 때문이다. 특별히 냄새도 안 나고 머릿결도 상하지 않는 비싼 제품이라는 설명과 함께 말이다.

미용실에서 사용하는 화학 파마약의 가격을 알면 일반 소비자들은 깜짝 놀란다. 공장에서 찍어내는 몇천 원대의 제품들이 대부분이다. 먹는 건 유기농 식품을 찾으면서 머리에는 잔류 농약보다 훨씬 강력한 성분을 서슴없이 바르게 된다. 10~20대들도 10명 중 1~2명은 머리에 염색이나 파마한 모습을 볼 수 있다.

성인 남자 5명 중에 한 명은 탈모 인구이다. 특히 나이가 들수록 2~3명 중에 한 명은 심각한 탈모인데, 노화 현상이겠거니 하고 여전히 독한 화학 염색약을 무심코 바른다. 성인 여성들은 강력한 파마약에 독한 염색약이나 매니큐어까지 주기적으로 사용해 탈모를 초래한다.

천연 헤나라는 이름이 표시된 제품을 고를 때도 주의가 필요하다. 반드시 100퍼센트 천연인지 확인해야 한다. 표시 성분에 헤나 잎 가루만 들어 있는지 아니면 페닐렌디아민, 아미노페놀, 과붕산나트륨(살충제로 사용)과 같이 무시무시한 이름의 화학 성분이 들어 있는지 꼭 체크하자.

너무 저렴하거나 시간이 짧게 걸리거나(30분 정도), 한 번에 갈색이나 검정색이 나는 제품이 있다. 이러한 제품은 저급 헤나(약 60퍼센트)에 화학 염모제 성분(약 40퍼센트)을 넣은 것이므로 트리트먼트 효과는 기대할 수 없다. 어차피 화학 성분을 넣기 때문에 배나 사과처럼 등급이 구분되는 헤나 중에 1등급 재료를 넣을 리가 없기 때문이다. 고급 헤나를 넣었다고 해도 바르고 오래 두면 화학 성분에 의해 두피가 손상을 입을 수 있다.

유기농의 값비싼 밀가루를 사서 빵을 만든다고 가정해 보자. 여기에 0.1그램의 청산가리만 들어가도 그 빵을 먹고 사람이 죽을 수 있다. 따라서 화학 성분을 소량만 넣더라도 천연 헤나의 효과를 기대하기 어려운 것이다. 게다가 천연 헤나가 대부분을 차지할 경우, 화학 원료의 발색 효과를 내기 위해서는 기존 염색약보다 더욱 강력한 화학 성분이 들어가기도 하므로 주의가 필요하다.

어떤 경우는 100퍼센트 천연 헤나 제품이라고 해도 화학이 들어 있는 것이 아닌지 의심의 눈으로 보는 소비자나 미용인이 있다. 식약처에서 검사해서 전 성분을 표시한 후에 제품화되므로 믿고 사용하면 된다.

천연 헤나는 봉숭아 잎을 따서 손톱에 물을 들이는 원리와 같다.

천연 헤나의 잎사귀와 잎자루에는 머리카락과 손톱, 발톱과 같은 경단백질에만 물이 드는 로소니아 성분이 들어 있다. 봉숭아물을 들일 때도 손톱을 잘라 낼 때까지 1년 내내 남아 있는 것처럼 천연 헤나도 색이 바래거나 사라지지 않는다. 천연 영구 염색인 것이다. 반영구 염색인 화학 코팅이나 매니큐어처럼 샴푸할 때마다 색이 빠지지 않는 천연 염색이 가능하다.

　천연 성분이라 머리를 감을 때 약간의 오렌지색 물이 묻어 날 수 있으나 이는 색이 빠지는 것은 아니니 참고하길 바란다. 오렌지 물이 조금 빠지면서 모발 겉에 붙어 있는 헤나의 가루 성분이 씻겨 나간다. 오렌지색 물이 빠지는 것을 예방하기 위해서는 약산성 헤나를 보호하는 수렴 작용이 있는 약산성 샴푸를 사용해야 한다.

　샴푸할 때 거품을 바로 씻어 내지 말고 2~3분 정도 후에 씻어내는 것도 물 빠짐을 줄일 수 있는 요령이다. 이 과정에서 처음 할 때의 약간 뻣뻣한 풀가루 느낌이 줄어들고 더욱 윤기 나고 찰랑거리는 모발로 탄생한다. 두피는 100퍼센트 천연으로 진정되면서 깨끗해지고 상처 난 모발은 매끈하게 다듬어진다.

　향긋한 풀잎이 몸과 마음을 힐링시켜 주면서 몸에서는 긍정적인 기운이 넘칠 것이다. 그리고 두피와 모발에 자연의 에너지와 힘, 그리고 케어의 효과까지 가져다준다. 흰머리 걱정 없는 천연 재료의 효과를 믿어 보자. 그 효과는 배가 될 것이다.

시멘트와
천연 황토의 차이

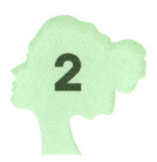

올 들어 사상 최고의 폭염이 지속되고 있다. 여름하면 떠오르는 휴가와 시원한 바닷가를 떠올리기보다 재난 수준의 계절이 되고 있다. 도시화가 계속되면서 땅을 밟는 일이 어려워지고 세상은 시멘트로 채워진다. 땅이 없으니 시원한 숲도 사라지고 밤이 되어도 더위가 식을 줄 모른다. 여름이 점점 무서운 계절로 다가 온다.

천연 헤나와 화학 매니큐어를 천연 황토와 시멘트에 비유할 수 있다. 천연 헤나는 모발과 두피를 시원하고 건강하게 지켜준다. 그리고 모발에 영양을 채워준다. 이에 반해 화학 매니큐어나 염색약은 머리를 뜨겁게 달군다. 매니큐어는 모발에 타르 색소가 입혀지면서 큐티클층을 막고 벗겨내 머리카락을 푸석거리게 만든다.

여름철 노출의 계절이라 네일 샵이 성황이다. 우리나라 사람들이 손재주가 좋아 미국에서 네일 샵을 차려 돈을 많이 번다는 이야기가 들리곤 했다. 어느 순간 한국에도 네일 샵이 빼곡하다. 네일 샵을 자주 다니는 고객들이 이야기에 따르면 네일 관리를 받으면 스트레스도 풀린다고 한다.

천연 헤나와 화학 매니큐어도 천연 봉숭아물 들이기와 손톱에 바르는 화학 매니큐어에 비유할 수 있다. 천연 봉숭아물은 한 번 들이면 손톱이 길 때까지 지워지지 않는다. 손톱에 물을 들이면 갈라지고 깨지는 손톱이 건강해진다. 천연 헤나를 물에 개어 손톱에 올리면 봉숭아로 물과 같은 천연 색이 든다.

반면에 화학 매니큐어를 손톱에 바르면 손톱이 숨을 쉴 수 없다. 마찰에 의해 매니큐어는 벗겨지기 쉽고 아세톤으로 지우면 손톱은 허옇게 일어나면서 점점 약해지는 것을 느낀다. 요즘은 벗겨지는 매니큐어 대신 젤을 많이 선호하는데 전용 리무버(Remover)가 아니면 벗겨지지 않을 정도로 손톱이 단단하게 막힌다.

🌿 화학비료와 퇴비의 차이

땅에 비료를 줄 때도 화학 비료와 직접 만든 천연 유기질 퇴비에는 많은 차이가 있다. 화학 비료는 생산 과정에서 온실 가스도 배출한다. 게다가 땅을 점차 산성화시킨다. 화학 염색약이 두피를 건조하게 만들고 탈모를 일으키는 것과 같다. 퇴비가 천연으로 땅을 기름지게 만드는 것과 같이 천연 헤나도 항산화작용으로 두피를 건강하게 만들고 모발에 영양과 보습을 채워준다.

한약과 양약의 차이와도 비유할 수 있다. 최근에는 한약재에 대한 신뢰도가 떨어져 선호도가 줄어들었다. 매일 쏟아져 나오는 건강 보조 식품 열풍에 한약에 대한 수요가 많이 감소했다. 한약은 먹을 수 있는 재료를 가지고 만드는 천연 의약 재료이다. 병도 치료하고 몸의 근본적인 기운을 북돋아 주며 부작용이 거의 없다. 그래서 필자는 양약보다 한약을 선호한다.

반면 양약은 인공적으로 만들기 때문에 반드시 부작용이나 내성이 생긴다. 따라서 설명서에 부작용에 대한 언급이 자세히 적혀 있는 것을 볼 수 있다. 하지만 보통은 양약의 부작용에 대한 지식이 거의 없고 항생제와 진통제를 남용하는 것이 문제가 되고 있다.

앞에서도 언급한 바와 같이 인공적으로 만든 식품첨가물이 인류를 위협하고 있다. 몇 백가지가 넘는 인공첨가물이 눈으로 보이지 않기 때문에 1년에 25kg씩 먹고 있다는 사실이 충격이다. 점점 과자나 아이스크림, 햄이나 라면 등의 인스턴트 음식을 선호하지 않게 되어 다행이다. 하지만 우리 아이들은 집 안팎에서 이러한 식품에 너무 많이 노출되어 있다.

과연 인류가 인공적으로 만든 제품들과 성분들로 인해 건강하고 오래 사는 것이 가능할 것인지 의구심이 든다. 기성세대가 천연과 웰빙, 건강과 장수를 추구하는 이면에, 우리의 다음 세대는 인공, 화학, 디지털에 심각하게 노출되어 있다. 이런 속도로 간다면 불임, 질병, 정신건강 문제 등 인류가 존속하기 어려운 환경에 처할 수도 있다는 두려움이 앞선다.

에어컨도 몸에 좋지 않다는 인식과 고가의 전기세 때문에 집에서는 사용을 기피했으나 이제는 에어컨 없이 살 수 없는 시대가 되었다. 에어컨의 아버지인 윌리스 캐리어(Willis Carrier)가 1902년도에 에어컨을 발명하였다. 인쇄소 종이의 잉크가 눅눅하게 번져 여름철에 일을 못하자 안개가 생기는 모습을 보고 착안하여 온도와 습도 조절이라는 아이디어가 탄생했다. 이제 인류에 없어서는 안 될 존재가 되었다. 미국에서는 더위가 심한 지역에서 에어컨으로 인해 생산성이 크게 향상되었다는 보고가 있을 정도로 필수품이 되었다. 하지만 에어컨을 사용하면 할수록 외기에서 뿜어져 나오는 열기로 콘크리트로 뒤덮인 도시는 더욱 뜨거워지는 악순환이 반복되고 있다.

인간은 과거로 돌아갈 수 있을까? 편리함과 안락함에 익숙해져 조금만 불편해도 참지 못하고 아우성을 치게 된다. 필자도 올해는 더위를 많이 타서 너무 힘이 들었다. 사람이 머리만 쓰게 되고 점점 더 나약한 존재가 되어 간다. 과거 100년간의 인류 발전이 몇 만 년의 인류 역사와 맞먹는다고 한다. 앞으로 인류의 발전 속도가 더욱 빨라져만 간다면 걱정이다.

🌿 어떤 천연 제품도 알레르기 주의

땅콩이나 대두, 복숭아 등 천연 농산물도 먹거나 만져 알레르기 반응을 보이는 경우가 있다. '알레르기'란 '과민 반응'이라는 의미이다. 꽃가루, 약물, 식물성 섬유, 세균, 음식물, 염색약, 화학 물질 등에 의해 발생한다. 천연 헤나는 식물성 풀이기 때문에 거의 대부분 안전하게 사용한다. 하지만 사용상 주의 사항을 간과하여 트러블이 발생하는 경우가 간혹 있다.

본인의 면역력이 떨어지면 오랜 동안 잘 사용하다가도 문제가 될 수 있다. 물론 천연 헤나 제품에만 국한된 이야기는 아니다. 우리가 평소에 사용하는 화장품, 화학제품, 먹는 식품, 입는 옷에 모두 해당

한다. 알레르기 반응이 있을 때는 가려움증이 전조 증세로 나타나는데 이때는 어떤 것이든 사용을 즉시 중단해야 한다.

몸에서 일어나는 전조 증세를 가볍게 생각하고 계속 바르거나 잘 씻어내지 않으면 증세가 악화된다. 가려움증이 더욱 심해지고 빨갛게 홍조가 생기거나 열감, 착색, 두드러기 등으로 확대될 수 있다. 어떤 제품을 사용하든 이러한 증세가 있는 경우는 깨끗이 씻어내고 바로 피부과 처방을 받아 진정을 시키는 것이 우선이다.

이러한 트러블을 미연에 방지하기 위해 제품에 설명서가 적혀 있으니 반드시 주의 깊게 읽어볼 것을 권한다. 트러블이 발생했을 때 회사에 대한 보상 요구나 증명이 쉽지 않기 때문에 소비자의 사전 주의가 더욱 절실하다. 천연 헤나 제품도 정해진 시간 이상으로 과하게 사용하면 안 된다. 두피에 오히려 열감이 생기고 피부가 습해져 가려움을 유발할 수 있다.

또한 각별히 주의할 점은 인디고 제품이다. 보통 '브라운'이라는 명칭이 들어간 제품에 인디고 식물(쪽풀)이 섞여 있으니 라벨을 확인한다. '인디고'는 레드 색상이 나는 헤나 위에 발라 갈색을 내는 파란색 풀을 말한다. 인디고는 4000년 이상 남색을 내기 위한 원료로 사용되어 왔다. 또한 중국에서는 뿌리를 우울증 치료에, 잎은 항암 작용의 용도로 사용하는 것으로 전해져 있다.

그런데 이 식물은 '헤나' 잎보다 독특한 자극적인 성격을 가지고 있다. 자극적인 성격 때문에 심한 갱년기나 면역 저하, 만성 피로, 심각한 발한 증세 등과 겹치면 알레르기 반응이 있을 수 있다. 심하면 피부 착색 등 증세가 과도할 수 있으므로 사용 전후에 컨디션 조절 및 사용법을 반드시 지켜야 한다. 다른 헤나 제품들과 혼합해서 사용하면 천연 헤나 고유의 개선 및 케어 효과가 크게 떨어질 수 있다. 처음에는 머릿결 개선과 두피 진정을 위해 천연 헤나 위주로 사용하기를 권해 드린다. 붉어서 신경 쓰이는 부분만 천연 인디고 제품을 소량 사용하여 모발의 톤을 맞출 수 있다. 천연 헤나 전문가와의 상담 및 자세한 사용법에 따라 최대의 천연 효과를 볼 수 있도록 하는 것이 무엇보다 중요하다.

진짜 친한 친구에게만 권해주는
천연헤나의 비밀

🌿 친구들과 삼삼오오 모이는 헤나 관리

초등학교, 중학교, 고등학교, 대학교, 사회 친구 등 많은 부류와 교류를 하게 된다. 어느 정도 아이들이 크고 나니 모임을 나가기도 수월하다. 만나면 나누는 대화가 비슷비슷하고 하던 이야기를 또 나누기도 한다. 하고 있는 일에 대한 어려움과 아이들 이야기에 금전적인 고민, 시댁과의 이야기 등 해도 해도 끝이 없는 수다가 이어진다.

생각해 보면 지금까지 친구들과의 인연을 소중히 여기며 잘 살아왔다는 생각이 든다. 물론 오래 연락을 못하는 친구들도 많다. 그러나 기본적인 만남을 유지하다 보면 인연이 되어 보고 싶은 학교 친구들은 다시 만날 수 있으리라 생각이 든다.

모임에서는 흔히 병원이나 미용실 등 건강이나 미용에 관련된 정보를 서로 교환하게 되는데 친구를 위해서라면 아낌없이 설명을 하게 된다. 서로 오래 볼 사이이기 때문에 안타까운 마음에 건강을 챙겨주게 된다.

뿐만 아니라 사회생활을 하면서 만난 동료와 같은 지인들도 코드가 잘 맞고 가까이 살면 자주 볼 수 있다. 사람 사는 건 어느 정도 다 공통점이 있어서 고민을 털어 놓으면 그에 맞는 솔루션도 받을 수 있다. 40대가 지나면 머리에 대한 고민도 마찬가지이다.

헤나 매장에는 친구들이 여럿 함께 오는 경우가 많다. 필자도 매장에서 친구들도 만나고 머리도 관리해 주기 위해 겸사겸사 자주 모인다. 친한 친구들은 새치가 1센티쯤 자라는 한 달 이내에 모여서 수다도 떨고 맛있는 것도 먹는다.

처음 천연헤나를 접하게 된 것도 학창시절 친구들을 통해서였다. 물론 30대 후반이어서 새치에 대한 고민은 아니었다. 모발이 얇고 가늘어서 고민이 많았다. 남들은 부러워하는 진짜 생머리인데, 대신 모발이 가늘다 보니 어떤 스타일을 해도 빈약해 보이기 일쑤였다.

어릴 적부터 머리를 묶어도 한 줌도 안 되는 머리숱 때문에 고민이 많았다. 숱이 많고 볼륨감이 있어야 어떤 스타일을 해도 티가 나는데 그러지 못하니 항상 자신감이 없었다. 모발이 가늘고 약하니 가끔 파마를 하기도 했는데 미용실에 오래 앉아 있는 것을 별로 좋아하지 않아 자주 가지는 않았다. 천연헤나를 알려준 친구는 그때나 지금이나 숱이 많고 좋은데 친구들끼리도 부러움의 대상이다. 모발이 건강하니 파마를 했다 풀었다 하며 미용실도 자주 가는 듯하다.

확실히 모발이 건강한 고객들은 머리카락을 혹사시킬 가능성이 높다. 필자가 많은 고객들을 접해 본 통계로 보면 모발이 두껍고 숱이 많은 경우는 흰머리가 빨리 난다. 모발이 약하고 숱이 가늘면 다행히 흰머리가 많지 않은 편이다. 머리카락이 약한 고객들은 화학 재료를 모발에 바르면 금방 상하는 것을 느낀다. 가는 모발은 큐티클층이 얇고 가운데 공기층인 모수질이 없기 때문에 파마도 잘 나오지 않으면서 머릿결만 상한다.

20~30대는 천연헤나로 관리하러 모이면 직장과 결혼에 대한 이야기로 꽃을 피운다. 사는 수준은 점점 높아지고 있지만 20~30대는 상대적 박탈감이 심해 보인다. 좋은 직장에 다니는 친구, 좋은 배우자를 만난 친구, 부모를 잘 만난 친구 등 위를 쳐다보면 한도 끝도 없이 본인의 처지가 빈약해 보인다. 하지만 세상에 영원한 건 없다는 생각이 든다. 본인이 자존감을 유지하면서 꾸준히 노력한다면 언젠가 좋은 결실을 맺을 수 있다. 누군가 부러우면 지는 거다. 자기관리를 잘하고 끊임없이 노력하자.

한편 40대는 천연 헤나로 관리를 받으면서 주로 아이들 교육 이야기가 길어진다. 어린 아이도 있고 초·중학생도 있는데 우리나라 부모님들은 정말 교육에 관심이 많다. 반면 결혼을 하지 않은 층들도 있는데 결혼에 대한 간절함은 그리 절박해 보이지 않는 것 같다. 오히려 결혼하고 아이를 키우는 친구들이 혼자 살면서 자기에게만 오롯이 투자할 수 있는 친구들을 부러워하는 시대이다.

50대는 이제 아이들로부터 조금씩 벗어나 본인의 노후에 대한 고민과 오래 함께하는 부모님에 대한 이야기로 꽃을 피운다. 자식과 부모 세대의 위 아래로 끼인 세대라 어려움이 많다. 얼마 전 황창연 신부님이 유튜브에서 강연하신 '행복특강 변화와 도전'이라는 내용을 들었다. 아이들을 대하는 자세와 부모님을 대하는 자세, 나이가 들었을 때 남에게 의지하지 않고 사는 방법, 잘 죽는 방법 등 정말 주옥같은 이야기가 많이 담겨 있다. 종교에 상관없이 누구나 들으면 정말 도움이 되는 내용이었다. 여러분들도 종교와 무방하게 한 번 들어 보시길 바란다.

그리고 50대 이후 고객들 사이에 꼭 빠지지 않는 것이 갱년기 증세 및 노후 걱정과 흰머리와 탈모에 대한 고민들이다. 갱년기를 맞이하여 몸의 다양한 변화와 노후의 경제적인 걱정에 대한 이야기가 쏟아진다. 그리고 머리에 뭘 다려서 바르니까 좋다더라, 검은 콩이나 깨를 꾸준히 먹었더니 머리가 좋아지더라 등등 건강에 대한 정보가 넘친다. 똑똑한 소비자들이 많아 천연 헤나에 대한 정보도 입소문을 빨리 타고 있다.

고객 가운데 본인이 사용해보고 좋은 것만 쏙쏙 골라 주변 지인들에게 정말 자세히 알려주시는 분들이 있다. 당연히 그 주변의 친구들은 좋은 제품에 대한 후기를 접하면 쓰고 싶은 마음이 들게 된다. 오래 건강하게 관계가 지속되어야 할 소중한 친구들이기에 천연 제품에 대한 전달력이 매우 빠르다. 내가 써보니 어떤지를 상세히 전해주니 관리를 받으러 매장을 찾아주시면 설명이 훨씬 수월하다.

🌿 잘못 전달되는 천연헤나 이야기

물론 조금씩 잘못된 정보도 있지만 아무튼 천연헤나를 쓰고 좋아졌다는 이야기이다. 가끔 사용 방법에 있어 가장 틀리게 전달되는 이야기가 몇 가지 있다. 첫 번째 "천연 헤나는 오래 둘수록 좋다"라는 설명이다. 머리에 천연 헤나로 팩을 하면 두피에 있는 열이 전달되어 팩이 따끈해지는 현상을 느낄 수 있다.

쿨링 팩 작용이 제대로 이루어지기 위해서는 1시간 전후로 두피의 열이 전달되면 시원하게 씻어내야 한다. 얼굴에 하는 팩과 마찬가지로 오래 두면 팩이 도로 두피를 뜨겁게 만든다. 우리가 대중탕에 갔다가 2~3시간씩 있으면 손가락 끝이 퉁퉁 불어나듯이 두피도 마찬가지이다. 게다가 두피는 축축한 환경을 싫어하기 때문에 헤나 팩도 오래 두면 탈모 예방 효과가 떨어진다는 사실을 꼭 기억해 주길 바란다.

두 번째 "천연 헤나는 염색약이다"라는 말이다. 물론 20년 전 한국에 헤나가 보급되기 시작할 때 흰머리가 채색되기 때문에 염모제로 수입이 되었다. 지금은 분류 방법이 변경되어 염모제가 모두 기능성화장품으로 분류되고 있다. 유독한 화학 염색약까지 화장품으로 분류된다는 사실은 우려스러운 일이다.

천연 헤나는 영양을 기본 콘셉트로 한다. 만일 천연 헤나에 화학 염색 성분이 들어 있다면 새치나 흰머리 커버만 가능할 것이 아니라 검정머리도 밝게 만들 수 있어야 하는데 그렇지 않다. 간혹 화학제품만을 다루는 미용실 원장님들이 세상에 천연 100퍼센트 제품은 없다고 한다면 잘못 알고 있는 상식이다. 두피, 탈모, 모발에 도움이 되는 천연 재료라고 하는 것이 올바른 정의이다.

세 번째 "천연 헤나는 다 똑같다"라고 하는 말이다. 육안으로 보기에 초록색 가루로 되어 있기 때문에 일반 소비자들은 헤나의 등급을 구별하기 어렵지만 가격에 따라 식물인 헤나의 등급이 나뉜다.

화학이 들어간 화학 가공헤나도 있으니 반드시 뒷 라벨을 확인하길 바란다. 좋은 등급의 천연 헤나를 구별하는 방법에 대한 이야기는 뒷장에서 자세히 설명하기로 한다.

  친한 친구들끼리 삼삼오오 모여서 천연 헤나에 대한 정보를 나누는 모습은 참으로 정겹다. 제대로 고른 천연헤나는 효과가 워낙 좋기 때문에 한 번만 발라 보아도 몸으로 느낀다. 하지만 화학 염색처럼 쓱쓱 발라서 되는 제품이 아니기에 설명이 길고 까다롭다. 필자도 친구를 통해 천연 헤나의 소중한 정보를 접한 케이스이다. 목이 쉬도록 서로를 꼼꼼히 챙겨주는 친구들이 가까이 있어 고맙다. 지식과 정보를 서로 나누는 것도 마음을 쓰면서 베푸는 일이다. 꼭 돈을 써야 베푸는 것은 아닐 것이다. 사랑하는 지인들과 관심과 사랑을 나누며 환경을 생각하는 따뜻한 사회가 되었으면 하는 바람이다.

일주일만에 가늘고
힘없는 머리 굵어지는 법

🌿 기적같은 천연 헤나의 빠른 효과

일주일만에 내가 가지고 있는 얇은 모발이 굵어지는 신비한 경험을 할 수 있을까. 그 어떤 재료가 이러한 효과가 있을까? 오랜 기간 천연 헤나를 다루면서 고객과 함께 매일 매일 기적과 같은 경험을 해 왔다. 필자 본인도 처음에 천연 헤나를 만났을 때 경험했던 것 그대로를 말이다.

천연 헤나는 오래 사용하는 것도 중요하지만 단시간이라도 자주 사용하는 것이 효과를 극대화시킬 수 있다. 천연 헤나가 모발에 달라붙는 원리는 설명하는 그림을 보면 이해가 더욱 빠를 것이다. 이와 같이 자주 사용하는 사용주기를 통해 두피는 깨끗해지고 문제성 두피도 증세가 완화된다.

손상된 모발은 천연 헤나의 성분이 큐티클층에 달라붙어 더 이상 수분과 단백질이 유출되지 않도록 보수해준다. 그러면서 큐티클층을 매끈하게 보완하면서 윤기와 탄력을 부여한다. 이러한 원리로 손상된 모발이 복원되는 것이다. 단기간에 자주 사용할수록 빨리 더 높은 효과를 본다. 오랜 기간에 걸쳐 띄엄띄엄 사용해도 좋아지기는 하지만 신속한 개선 효과를 기대할 수 없다.

주변 분들의 정보를 통해 초반 5회 집중관리에 대한 이야기를 들어본 적이 있을 것이다. 헤나는 한 번에 완벽하게 흡수가 되는 것이 아니라 횟수를 거듭하면서 개선 효과를 나타낸다. 찢어지고 들뜬 큐티클층에 로소니아 성분이 메워지면서 보수가 이루어진다. 보수가 이루어진 후에는 볼륨감과 윤기를 더하기 위해 로소니아가 표면에 코팅된다.

5회는 일반적인 손상모에 해당되는 횟수이고 파마약과 염색약으로 거의 탄 극손상모는 횟수가 추가로 필요하다. 초반에는 간격에 구애 받지 말고 매일이라도 자주 하면 금세 회복이 된다. 그래서 일주일만에도 가늘고 힘없고 손상된 머리가 회복되는 기적 같은 경험을 하게 되는 것이다.

🌿 해외 동포들의 귀국 단기 케어

미국이나 유럽으로 이민을 갔다가 다시 한국으로 돌아오는 중년층이 많다. 회귀본능일까? 나이가 들면 고향이 그리워지기 때문일 것이다. 필자의 언니도 나이가 드니 한국음식을 자주 해먹게 되고 울컥울컥 한국에 오고 싶다고 한다. 이렇게 돌아오신 분들이 필자의 매장을 찾아 온 경우가 많다. 외국에도 집이 있고 한국에도 집이 있어 주기적으로 다녀가시는 경우가 많다.

외국에서는 관리비용이 고가여서 그런지 교포 분들의 모발이 많이 건조하고 손상된 경우가 많다. 주변 지인들에게 소개를 받아 오시면 180도 다른 사람이 되어 외국으로 되돌아간다. 이때는 꼭 집에서 할 수 있도록 홈케어 팁을 알려드리는데 주변에도 알려야겠다며 재료도 넉넉히 준비해 간다.

한국에 와 있는 일주일 동안 매일 방문하셔서 꼼꼼히 케어를 받고 설명도 듣고 가는데 돌아갈 때쯤이면 정이 많이 들어 아쉬운 마음으로 다음을 기약하게 된다. 부디 외국에 나가셔서도 천연 헤나를 이용한 자연의 혜택을 통해 젊음과 건강을 유지하시길 바라는 마음이다.

선천적으로 모발이 가늘고 약한 경우가 있는 반면, 태어날 때부터 건강하고 두꺼운 모발을 가진 경우도 있다. 가는 모발인 경우 화학 원료로 혹사시키면 거의 백퍼센트 나중에는 가발을 생각하게 된다. 두꺼운 모발인 경우는 화학으로 혹사시키면 가는 모발인 경우와 거의 차이가 없는 수준으로 상태가 악화된다.

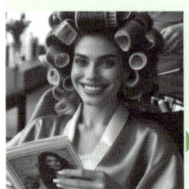
유행을 쫓아 헤어 염색을 했죠.

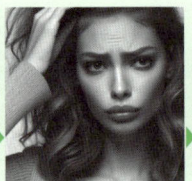
어라? 머리카락이 푸석푸석하고 탈모가 늘어가네?

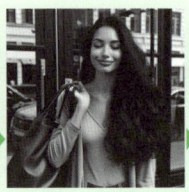
염색과 퍼머를 다시 했더니 윤기를 되찾은 것 같습니다!

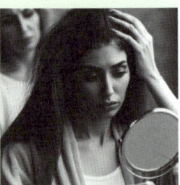
그런데 웬걸? 머리결이 점점 더 거칠어지고 탈모가 늘어갑니다

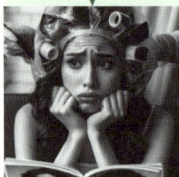
미용실에서 트리트먼트를 받으니 조금 안심이 되는 듯하다가…

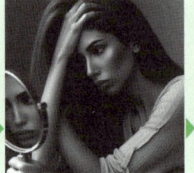
이젠 아예 모발이 우수수 더 빠집니다.

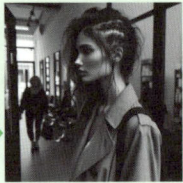
미용실에 빨리 가서 퍼머로 볼륨을 주고 흰머리를 감춰야겠습니다.

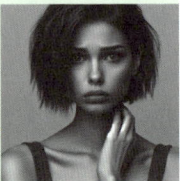
그러나 잦은 염색으로 머리결은 물론 피부와 눈까지 나빠졌습니다.

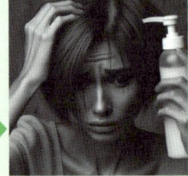
급기야 발모제까지 발라 볼 정도로 탈모가 진행되었고…

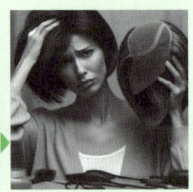
결국 가발까지 쓰게 될 거라고는 꿈에도 생각하지 못했습니다.

두피 손상의 고리를 끊고, 아름다운 모발을 회복시켜 빈모(貧毛)의 고민을 해소하자!

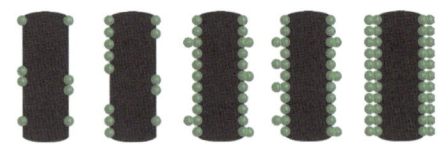

헤나의 로소니아 성분이 5회에 걸쳐 모발을 복구시키는 원리

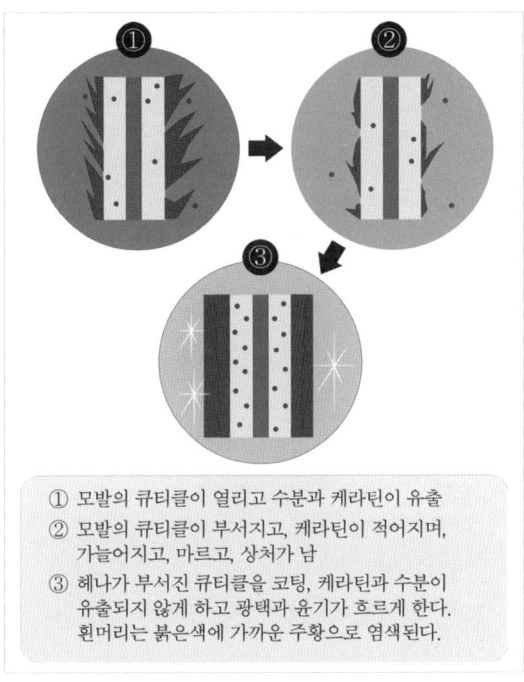

① 모발의 큐티클이 열리고 수분과 케라틴이 유출
② 모발의 큐티클이 부서지고, 케라틴이 적어지며, 가늘어지고, 마르고, 상처가 남
③ 헤나가 부서진 큐티클을 코팅, 케라틴과 수분이 유출되지 않게 하고 광택과 윤기가 흐르게 한다. 흰머리는 붉은색에 가까운 주황으로 염색된다.

처음 오시는 고객들이 모두 입을 모아 좀 빨리 알았으면 좋았을 텐데 하고 말한다. 머리를 소중히 여기는 경우는 정보를 빨리 받아들이는 편이다. 그렇지 않은 경우는 여러 번 반복적으로 정보를 접하고 나서야 오는 경우가 많다. 내심 세상에 그런 게 어디 있을까라고 생각하거나, 귀찮고 바빠서 소홀히 생각하게 된다.

천연 헤나 전문가들의 말을 믿고 100퍼센트 따라 오는 경우는 매우 빠른 개선 효과를 보인다. 하지만 어떤 이유에서든 조언을 소홀히 생각한다면 원하는 효과를 금방 기대할 수 없다. 어차피 5~10회 집중 관리를 하려고 마음먹었다면 같은 비용으로 사용주기를 좁히는 것이 고객의 입장에서 이득이다. 매장에서 관리를 받을 경우, 시술 비용이 추가되므로 저렴한 관리를 원한다면 3회 정도 전문가의 도움을 받고 나머지는 홈케어 방법에 대한 노하우를 정확히 전달 받아 집에서 하면 비용을 절약할 수 있다.

매장과 거리가 있어 처음부터 홈케어를 하시는 고객들도 많은데 가급적이면 꼼꼼하게 양을 충분히 사용하는 것이 효과적이다. 한 번 하는데 재료가 낭비되지 않도록 처음부터 꼼꼼히 바르는 연습을 해보자. 자연이 여러분에게 특별한 선물을 안겨줄 것이다.

🌿 미용실을 다니면서 바뀌는 모발상태

여성들의 두피와 모발이 안 좋아지는 과정은 다음과 같다. 우선 미용실에 가서 유행하는 헤어컬러나 펌으로 멋을 내기 시작한다. 처음에는 모발이 좋아 보이지만 시간이 지날수록 왠지 모발이 부스스하고 갈라지게 된다. 두 달 정도가 지나 미용실에 가서 헤어컬러나 펌을 다시 한다. 다녀 온 지 얼마간은 모발에 다시 윤기가 난다. 또 시간이 지나면 모발이 점점 더 부스스해진다. 이제는 머리카락이 갈라지고 빠지기까지 한다. 미용실에서 트리트먼트를 권해서 하고 나니 좀 안심이 된다. 그리고 얼마 가지 않아 모발이 다시 푸석푸석하고 숱도 줄어드는 느낌이다. 미용실에 얼른 가서 펌으로 모발을 풍성하게 하고 흰머리도 염색한다. 이상하게 미용실에 가면 갈수록 가르마와 두피가 훤히 보이고 숱도 점점 적어진다. 두피와 모발에 좋다는 탈모샴푸와 탈모치료제로 신경 써서 관리해 본다. 크게 좋아지지는 않고 꿈에도 생각지 못한 가발을 쓰게 된다.

필자의 딸도 거금 20만 원을 들여 얼마 전에 머리색을 바꾸고 왔다. 그 이름도 특이한 '애시 브라운'이라고 한다. 두피가 약하고 모발이 잘 빠지는 편이라 못하게 말리고 말려도 소용이 없었다. 2번에 이르는 탈색 과정에 브라운과 보라색으로 색을 입혀서 만든 컬러라고 한다.

 탈색을 심하게 했으니 모발은 완전히 손상되었을 것이고 거기다 염색과 코팅을 두 번이나 했으니 필수 코스로 트리트먼트까지 포함된 가격이라고 한다. 본인도 하고 나서 20만 원을 낼 때 두 번은 못할 것 같다는 생각을 했다고 한다. 보라색으로 입혀놓은 색감은 1~2주 내에 빠진다고 하니 다시 헤어코팅 제품을 발라야 한다고 한다.

 화학제품을 두피에 닿지 않게 발라달라고 했다는데 물리적으로 닿지 않게 바르는 것은 불가능하다. 뿌리 쪽까지 완전히 색을 입히기 위해서는 두피 가까이까지 화학 약품이 닿아야 한다. 아이의 머리와 두피에 발라진 화학제품만 생각해도 마음이 아픈데, 거금 20만 원을 주고 왔다니 말문이 막혔다. 대학생이라 힘들게 아르바이트 해서 번 돈을 쉽게도 쓰고 왔다. 한 번은 해봐야 다시 하고 싶은 생각이 들지 않을 거란 생각에 더 강력하게 말리지는 못했지만 여러 가지로 속이 상한 하루였다.

 미용 학원에서 실습을 통해 탈색 과정을 눈으로 지켜보았는데, 모발이 노랗게 바뀌면서 정말 흐물흐물해진다. 밝기에 따라 레벨을 표시하는데 밝아질수록 모발은 크게 손상된다. 미용인들도 두피에 탈색과 염색약을 바르면서 자극이 심해서 따갑다고 호소하는 고객들이 많아 고민이 많다. 두피가 따가운 증세만이 문제가 아니라 두피와 모발이 혹사되는 사실을 간과하고 있다.

탈모, 천연헤나를 이용한 예방이 우선이다

"머리에 신경 좀 써야겠다, 숱이 점점 줄어드네"

 남자들이 많이 모이는 동문회며 동기들 모임에 나가면 꼭 빠지지 않는 화제가 있다. 바로 머리에 관한 이야기이다. 여자들은 가발을 쓰든 파마를 하든 숱이 없다는 핸디캡을 가리기 위해 애를 쓰고 모임에 참석한다. 이에 반해 남자들은 관심은 많지만 그냥 방치하는 수준이다. 머리숱이 점점 사라지면 사람들 눈에 너무 잘 띈다. 상대방이야 안타까운 마음에 한 마디씩 거든다지만 본인은 그런 소리를 자주 들으면 얼마나 속상하고 성가신 일인지 모른다.
 우리나라 남자들은 참 불쌍하다. 가족의 생계를 책임지기 위하여 불철주야 애쓰는 것도 모자라 자기를 위해 돈을 쓰는 것도 가족들의 눈치를 봐야 하니 말이다. 그러나 머리가 술술 빠져나가도 속상하다는 표현도 제대로 못한다. 건강도 건강할 때 지키듯이 탈모도 머리카락이 있을 때 예방하는 것이 무엇보다 중요하다. 한국 남자들은 유달리 탈모 인구가 많다. 먹고 살기 힘들어서 그런지 30대 젊은 미혼 친구들도 탈모가 심각한 수준이다.

🌿 피곤한 중년 남성 대부분이 탈모로 고민

미혼인 경우야 본인이 벌어서 본인에게 투자할 수 있으니 관심이 있는 경우는 탈모 치료에 적극적이고 비용도 많이 지불한다. 탈모 전문점이 한참 유행하다 지금은 많이 사라지고 있는데 비용도 비싸고 그런 곳을 거치고 온 고객의 말에 의하면 비용 대비 효과도 크지 않다고 한다. 고객 중에는 머리숱이 적고 가늘어서 탈모 전문점에 모발 이식까지 한 경우가 많다. 차 한 대 값은 충분히 쓰고도 남는다고 한다. 얼마나 간절했으면 비용을 불문하고 쓰는지 알 수 있다.

이렇게 돈을 써본 고객들이 결국은 천연 헤나 제품을 찾게 된다. 우선 탈모 전문점의 경우는 관리 횟수당 비용이 고가임에도 모발의 두께를 개선하여 볼륨감을 준다거나 새치를 커버해 주는 것까지는 어렵다. 그런 실정이니 새로운 모발이 자라도록 도와주더라도 힘이 없이 나기를 반복하게 된다. 더군다나 새치나 흰머리 커버를 위해 다시 화학 염색약을 사용하게 되면 병 주고 약 주고를 반복하게 되는 것이다.

고가의 탈모 전문점을 운영하다가 천연 염색의 필요성을 느껴서 필자를 찾은 원장님들이 많다. 탈모 치료를 위해 공을 들여도 화학 염색제품을 다시 쓰게 되면 효과가 크게 떨어지기 때문이다. 탈모 치료와 더불어 천연 헤나로 염색도 하고 2차적인 관리를 한다면 효과는 더욱 배가 될 것이다 하지만 비용이 문제니 여유가 없다면 탈모 치료를 중단하고 근본적인 영양과 항산화작용을 통한 두피 개선을 위해 천연 헤나를 사용해 보자.

물론 이미 모발이 전혀 없고 두피에 윤기가 날 정도로 모공이 닫혀 더 이상 회생이 불가능한 경우는 어렵다고 봐야 한다. 한 개의 모공에서는 평생 약 30가닥의 모발이 나고 빠지기를 반복한다고 알려져 있다. 따라서 정상적인 주기로 모발이 나고 빠질 수 있도록 관리하는 것이 가장 중요하다. 모발이 얇아지기 시작하면 가장 뚜렷한 탈모의 전조 증상이라고 할 수 있다. 모발이 얇게 나면서 머리카락이 빠지기 시작한다면 관리를 시작해야 한다. 한 모공에 잠재되어 있는 모발이 쉽게 빠지고 나고를 반복하면 더 이상 나올 모발이 없어지기 때문에 이미 관리해도 늦다.

일단 천연 헤나로 두피를 시원하고 청결하게 관리하면 모공이 건강해지므로 화학제품과 같은 위해요소를 차단하고 수면을 충분히 취하는 등 일상적인 스트레스 줄이기에도 신경을 써야 할 것이다. 두피와 모공이 건강하고 정상적인 생리작용을 하게 되면 탈모 증세에 의해 쉽게 자주 빠지던 머리카락도 정상적인 사이클을 되찾게 된다.

자녀들은 성장하면 독립을 하게 된다. 부모님도 우리가 먼저 독립하면서 곁을 떠나고 연세가 드시면 영영 뵐 수 없다. 가족이라도 평균적으로 겨우 20~30년 정도 같이 한다고 봐야 한다. 하지만 남편이나 부인 등 배우자는 다르다. 30대에 결혼을 한다고 해도 평균 50년 이상은 함께하게 된다. 잘하면 70년도 같이 지내야 한다. 그러니 서로 관심을 가지고 탈모와 같이 고민되는 부분을 서로 신경을 써줘야 하는 것이 마땅하다.

🌿 배우자의 외모에 대해 애정으로 관심 갖기

　남자든 여자든 나의 배우자가 나이가 들어도 예쁘고 건강하다면 얼마나 좋을까. 서로 관심을 가져 준다면 어디를 함께 다녀도 자랑스러울 것이다. 남편이니까 당연히 돈을 벌어야 하는 의무를 가진 존재로만 볼 것이 아니다. 본인은 제대로 써보지도 못하고 가족들을 위해 평생 돈벌이를 해야 한다는 점이 가장 불쌍한 것 같다. 배우자들에게 고마운 마음을 가졌으면 좋겠다. 돈을 벌어오는 것과 가정을 돌보는 일에 경중을 따질 수는 없다. 돈을 버는 것도 총성 없는 전쟁터에서의 보이지 않는 피눈물의 대가이고, 가정을 돌보는 것도 돈으로 환산한다면 웬만한 봉급생활자에 맞먹는 가치와 함께 애정 없이는 불가능한 일이다.

　필자가 생각하기에 돈을 벌어서 생계를 책임지는 것과 가정을 돌보는 것은 서로의 희생과 봉사가 없이는 불가능한 일이다. 이에 서로를 불쌍히 여겨 위로해 주고 아껴준다면 가정은 안식과 편안함이 풍만해질 것이다. 이런 차원에서 배우자 상대방의 건강 상태를 체크할 때는 모발 상태가 척도이다. 가장 눈에 잘 띄는 곳이니 배우자의 모발이 약해지거나 흰머리가 나기 시작하면 노화가 진행되는 것이므로 빠지지 않고 젊어보이도록 서로 관심과 관리를 해 주는 것이 중요하다.

　탈모가 시작되었다면 배우자의 건강에 무슨 이상이 있는지, 화학염색을 너무 자주 쓰는 건 아닌지, 스트레스를 많이 받는 건 아닌지 세심하게 관찰해 보아야 한다. 머리카락은 인체 대사의 부산물로 나오는 신비한 신체부위이기 때문에 대사에 이상이 생기면 머리카락이 얇아지고 빠진다. "우리 집안은 원래 유전이라서 어쩔 수 없어"라고 하는 것도 잘못된 생각이다. 대머리가 유전인 우리 남편도 천연 헤나로 머리숱이 멀쩡하다. 유전적인 요인이 있다면 모발이 약해지고 빠지지 않도록 외부적인 마사지나 관리가 더 중요하다.

우리 세대는 60살 전후에 은퇴를 하고 쉴 수 없는 세대이다. 금수저나 은수저를 물고 태어나지 않는 이상 생계를 위해 일이 필요하다. 한편 아무리 경제적으로 여유가 있다고 하더라도 사회의 구성원으로 존재감이 건강한 인생 후반전을 준비하는 데 무엇보다 중요하다.

그러기 위해서는 외모 관리도 중요하다. 나이가 들어 보인다면 아무리 능력이 있어도 젊은 사람들이 부담스러워 함께 일하고 싶어 하지 않는다. 필자가 일본어 번역 프리랜서로 25년을 보내면서 2009년 리먼브라더스 사태와 2011년 일본 대지진을 겪었다. 이 때문에 일거리 확보에 엄청난 타격을 입은 적이 있다. 그 이후로 전업을 계획했는데 2008년도에 번역일이 크게 줄어 삼성 계열 업체에 이력서를 넣어 지원한 적이 있다. 당연히 오랜 경험과 실력을 바탕으로 구직이 가능할 것으로 기대했으나 결과는 아니었다. 나이가 많다는 이유로 고배를 마셨다. 해당 업체 관리 직원들의 나이가 30대 초반이라 30대 후반인 나보다 어려 부담스럽다는 것이었다. 그때 느꼈다. 나이가 들어도 할 수 있는 일을 찾아야겠다는 사실을 말이다.

주민등록증을 고칠 수도 없고 나이가 드는 것을 어떻게 막을 수 없는 노릇이니 외모 경쟁력이라도 갖추어야 한다는 것이 필자의 생각이다. 이력서를 보여줄 일이 아니라면 사람들은 외모로 상대방을 판단하게 된다. 어떤 매장을 가도 젊어 보이는 사람이 있는 곳에 들어가고 싶지 나이 들어 보이는 사람이 있는 곳은 고객이 부담스러워 경쟁력이 약해진다.

    탈모나 약한 모발, 부스스한 모발은 나이를 더 들어보이게 만든다. 약한 모발이나 부스스한 모발에 천연 헤나를 집중적으로 사용하면 금방 좋아지지만 탈모는 젊었을 때부터 지속적인 관심과 관리가 필요하다.

    "에이, 머리 빠지면 가발 쓰거나 이식 수술하지 뭐"

    이런 말은 함부로 하지 말자. 관심만 있다면 손쉬운 방법으로 젊음을 유지할 수 있는데 너무 극단적인 표현을 하는 분들도 많다. 머리 빠지고 나서 가발 쓰거나 이식 수술 하는 것이 평소에 관리하는 것보다 쉬워 보이나 보다. 아무리 좋은 가발이 개발되었다고 하더라도 모자처럼 매일 쓰고 다니는 것이 얼마나 부자연스럽고 덥고 답답한지 써보지 않은 사람은 그 고통을 모를 것이다. 아무리 의술이 발달해도 이미 빠진 머리를 다른 데서 옮겨 심는 것이 얼마나 부자연스럽고 다시 쉽게 빠지며 고통스러운 수술인지 해 보지 않은 사람은 모를 것이다. 소중한 머리카락에 대해 쉽게 이야기하지 말고 관심을 가지기를 간곡히 당부 드린다.

헤나도 과일처럼 당도가 있다.
싼 게 비지떡

🍃 농산물의 등급과 같은 헤나 등급

모든 농산물에는 등급이 표시되어 있다. 당도나 모양, 크기 등을 구별하면 소비자가 등급에 따라 그에 해당하는 돈을 지불하고 과일과 같은 농산물을 구입하게 된다. 실패하지 않으려면 배나 사과도 좀 비싸지만 최상급을 사는 것이 현명한 방법이다. 요즘은 등급을 매길 때 당도를 측정하여 표시하는 경우도 있다. 브릭스(Brix)라는 단위를 사용하는데 1브릭스라고 하면 과일즙 100g에 1g의 당이 들어 있는 것을 의미한다.

한 여름 더위를 가시게 해주는 수박을 살 때도 당도 측정기에 수박즙을 넣어보면 당도가 표시된다. 일반적인 경우는 10~12브릭스 정도인데 더 높은 경우는 12~13브릭스를 나타낸다. 과일도 해마다 농사가 잘 되는지에 따라 당도에 변화가 있다. 공산품이 아니기 때문에 그 해의 작황에 따라 달라진다. 기술이 발달하여 당도 측정기에 과즙을 떨어뜨리기만 해도 당도가 표시되니 과일을 살 때 참고하면 도움이 많이 된다.

잎을 따서 가공하는 천연 재료인 헤나도 업체마다 시험성적서를 가지고 있다. 시험성적서를 보면 100g당 몇 퍼센트의 로소니아가 들어 있는지 알 수 있다. 수치 표시를 예로 들어보면 다음과 같다. 90.0 이상(로손으로서 표시량 0.50g/100g에 대하여)으로서 268.0퍼센트라고 표시되면 0.5g×268.0퍼센트이므로 0.5g×2.68=1.34g의 로소니아가 100g의 헤나에 유효성분으로 들어 있다는 의미이다. 시험성적서에 표기하는 방법이 다를 수 있으므로 계산하려면 약간의 계산이 필요하다. 참고로 우수한 제품은 함량 퍼센트가 500~1,000인 경우도 있다.

과일 당도와 같이 해마다 시험성적서에서 로소니아의 퍼센트가 달라지기 때문에 업체에서 보여 주는 시험성적서가 해마다 같을 수는 없다. 따라서 측정한 시험성적서 가운데 가장 높게 나온 것을 보여 줄 수도 있다. 좋은 천연 헤나를 구입하는 방법은 오래된 회사로서 사용하는 사용자수가 많아 신뢰 가능한 회사라면 일반소비자는 믿고 구입할 수 있다.

🌿 천연 헤나 제품 구분하는 방법

천연 헤나 업체만도 세계적으로 500개 이상이 있으며 계속 늘어나는 추세이다. 천연 헤나 제품은 100퍼센트 천연 헤나만 들어 있는 제품, 100퍼센트 천연이지만 헤나와 다른 허브가 들어 있는 제품, 100퍼센트 천연헤나에 100퍼센트 천연인 인디고를 섞어 오렌지색을 갈색으로 만드는 제품, 천연 헤나에 화학 재료를 섞은 제품 등으로 크게 나눌 수 있다.

100퍼센트 천연 헤나의 로소니아 성분이 모발과 두피에 유효 성분이므로 100퍼센트 천연 헤나만이 들어 있는 제품이 가장 좋다. 따라서 천연 헤나에 다른 허브가 섞인 제품은 효과가 떨어진다. 인디고가 섞인 제품은 오렌지나 레드 색감을 다운시키기 위해 부분적으로 바르는 제품이므로 영양이 부족하니 가능하면 소량 사용하길 권한다. 마지막으로 천연 헤나에 화학 성분(페놀, 디아민)이 들어간 제품은 그냥 화학 염색약으로 분류할 수 있다.

소비자가 업체의 시험성적서까지 확인하면서 구입하는 경우는 드물다. 간단히 좋은 천연 헤나를 구별하는 방법을 소개해 본다. 일단 뒷 라벨을 확인해 100퍼센트 천연인지 확인한다. 그리고 사용 방법을 보면 방치 시간에 대해 표기가 되어 있다. 적당한 농도로 물에 개어 보통 40분~3시간까지 방치하라고 기재되어 있다. 이 방치 시간이 길수록 로소니아 성분이 적은 헤나라고 판단하면 된다. 성분이 적게 들어 있으니 2~3시간씩 방치하라고 표기되어 있다.

한편 20~30분으로 지나치게 방치 시간이 짧은 것은 유해한 화학 성분(디아민, 페놀)이 들어 있는 제품이므로 주의가 필요하다. 화학이 작용하므로 영양을 주기보다 한 번에 흰머리나 밝은 머리를 다크브라운이나 검정색으로 염색한다. 화학 성분 때문에 장시간 방치하면 두피에 문제가 생기게 되므로 영양을 두피와 모발에 전달하는 것은 기대할 수 없다. 물론 어차피 화학이 들어가므로 고가의 천연 헤나를 넣을 가능성도 낮다.

앞에서도 서술한 바와 같이 천연 헤나는 오래 두면 두피의 쿨링 팩 작용이 저하된다. 따라서 고급 천연 헤나로 1시간 전후 방치하고 시원한 물에 깨끗이 씻어내는 것이 효과적이다. 모발에 로소니아가 한 번에 흡수되는 데는 한계가 있으므로 씻어내고 다음 날 다시 발라주는 것이 효과적이다. 자주 발라주면 모발은 더욱 도톰한 느낌을 주면서 손상된 큐티클층이 점점 메워지고 재생된다.

필자는 5~10회 연속적으로 발라 두피 환경과 모발 재생이 이루어지면 고객의 모발 타입에 따라 최고의 효과를 낼 수 있는 주기를 알려드리겠다. 우선 탈모가 있는 경우는 1~2주 이내에 5~10회 집중 관리 이후 주 1회 사용을 권한다. 심한 탈모는 없지만 모발이 가는 경우는 2주에 1회 정도를 권한다. 가늘지는 않지만 볼륨감 유지를 원한다면 3주에 1회, 매우 건강한 모발은 한 달에 한 번 관리 차원에서 바르면 좋다.

남자 모발인 경우도 두피에 두툼하게 발라주어야 효과가 있으므로 최소한 50g에 물 한 컵을 개어 발라야 한다. 본인의 모발이 약하다고 10~20g 정도만 바르면 쿨링 팩 작용이 약하다. 두피의 열이 헤나 팩에 전달되어야 한다는 점을 기억하자. 양이 적으면 로소니아 성분도 적게 들어 있으므로 흰머리가 오렌지색으로 커버는 되지만 모발 개선 효과는 떨어진다.

주변에서 헤나는 천연이므로 심지어 밤새 바르고 자도 된다고 전달하는 경우도 있는데 절대 금지이다. 너무 오래 두면 가렵거나 두피가 부는 등의 부작용으로 탈모 예방이 되지 않고 두피가 약해질 수 있다.

🌿 좋은 헤나 제품 고르는 방법

또 한 가지 좋은 헤나를 고르는 방법은 헤나 파우더의 입자가 미세해야 한다. 미세하게 분쇄해야 로소니아 성분이 모발에 잘 흡수되는데 거칠게 분쇄하면 그 만큼 모발의 흡수 효과가 떨어진다. 저급 헤나는 산화염료나 잎이 아닌 다른 부위, 예를 들어 가지까지 함께 분쇄하는 경우도 있으므로 고급 헤나일수록 가격이 높다.

믿을만한 업체의 헤나를 제값 주고 구입해서 사용하는 것이 가장 안전하고 효과적이다. 어떤 경우는 여러 가지 헤나를 구입해서 섞어서 사용하거나 해외 직구를 통해 구입하는 경우도 있으나 일반 소비자들의 입소문으로 효과가 있는 제품을 선택하는 것이 현명하다. 애써서 구입해서 효과를 못 보거나 화학 헤나를 천연 헤나로 잘못 사용하는 등의 시행착오를 줄일 수 있기 때문이다.

고객들은 천연 헤나의 품질을 육안으로 잘 구별하지 못한다. 외국이나 인도에서 가지고 오는 경우도 많은데, 다른 나라 말로 적혀 있는 경우도 많은 데다 출처도 불분명하다. 인도는 개발도상국이다 보니 천연 헤나도 제대로 된 업체에서 제대로 관리된 헤나가 아니면 중금속이나 흙먼지가 들어 있을 가능성이 있다. 즉 위생면에서 문제가 있을 수 있다.

우리나라에 정식으로 수입이 되면 식약처에서 매번 시험성적서를 받는다. 기준치 이상의 로소니아 성분이 들어 있는지, 다른 문제 되는 성분은 들어 있지 않은지 검증하는 것이다. 천연 헤나는 사용해본 적이 없는 사람은 있어도 한 번만 사용해 본 사람은 없다. 즉 한 번 사용하기 시작하면 거의 평생을 사용하게 되는 재료이므로 좋은 제품을 선택하는 것도 중요하다.

고급 천연 헤나는 주로 라자스탄 지역에서 생산된다. 이 지역은 6~8월의 우기에 약 20일간만 비가 내린다. 비가 많이 오지 않은 지역이지만 천연 헤나가 자라기에 최적의 산지이다. 대부분 유해한 농약을 사용하지 않고 자연 그대로 자란 천연 헤나 잎이 우기에 내린 비를 맞아 빠르게 성장한다. 우기가 지나면 인도 현지인들이 잘 자란 잎을 채취하는데 처음 채취한 잎에 영양성분인 로소니아가 가장 많이 함유되어 있는 것으로 알려져 있다. 1년에 4~5번씩 수확이 가능하므로 모든 농산물이 그렇듯 첫 잎이 가장 우수하고 뒤로 갈수록 등급이 낮아진다고 볼 수 있다.

천연 헤나는 유통기한이 있다. 가루로 만들어서 포장하는 이유는 보관성을 높이기 위해서이다. 만일 주위에서 액상으로 이미 제조된 액상 헤나를 본 적이 있다면 라벨을 한 번 확인해 보길 바란다. 순수한 천연 헤나 이외에 물이 들어가면 상하는 액상 제품은 어쩔 수 없이 방부제 등과 같은 다른 첨가제가 들어간다. 좋은 액기스를 넣어 효과를 높인다고 하는 제품들도 있지만 우리가 들어도 알 수 없는 화학 성분도 다량 포함되어 있다.

순수 천연 100퍼센트 헤나는 파우더에 물을 넣어 사용하며 3년 정도의 유통기한을 가지고 있다. 유통기한이 지나도 파우더라서 상하는 현상은 경험해 보지 못했다. 하지만 덥고 햇빛이 강한 곳에 장기간 보관하거나 유통기한이 지나면 유효성분이 자연 감소하여 효과가 떨어질 수 있으니 유통기한 내에 사용하도록 하자.

천연 헤나는 더운 지역에서 정성스럽게 채취해서 깨끗하게 건조시킨다. 이물질이 들어가지 않도록 잘 보관하여 미세하게 분쇄하는 것도 업체들마다 가지고 있는 노하우라고 할 수 있다. 가루 제품이라고 해서 다 같은 것은 아니다. 가격이 비싼 제품은 그만큼 까다로운 공정을 거쳐서 들어온다. 우리 몸에 바르는 재료이므로 방법을 알고 현명한 선택을 하는 것이 바람직하다.

타회사 시험성적서 예시

불황의 시대
가성비 최고의 회춘 방법

🌿 점점 어려워지는 경제상황

2022년 대선을 통해 정권이 바뀌면서 경제 상황이 좀 더 나아질 것으로 기대하는 국민들이 많았을 것이다. 하지만 선진국의 문턱에 선 대한민국의 경제는 나아질 기미를 보이고 있지 않다. 656만 명에 이르는 자영업자들은 급격한 재료비와 임대료 및 인건비 인상으로 큰 어려움을 겪고 있다. 정부와 기업이 양질의 일자리를 만들지 못하는 상황에서 소규모 유통업도 인터넷과 대형 유통 업체의 경쟁 사이에 수익이 나지 않고 있다.

미국 조지타운 대학의 경제학자인 애컬로프 교수가 1970년 논문에서 주장한 '레몬시장'이라는 용어가 있다. 레몬은 과일로 분류되지만 너무 시어서 식재료로만 사용된다. 그래서 레몬을 불량품으로 비유하여 시장에 비싸고 좋은 제품은 자취를 감추고 싸구려 저급 제품만 남아도는 경우를 '레몬 시장'이라고 한다. 레몬 시장이 되는 이유는 구매자와 판매자 간에 존재하는 거래 제품에 대한 '정보의 비대칭성' 때문이라고 한다.

소비자가 속아서 살 것을 우려해 저렴한 제품만 찾게 되면서 생기는 현상인데, 결과적으로 소비자가 손해를 보는 선택을 하게 되는 것이다. 천연 헤나 시장을 예로 들어 보자. 다양한 업체의 다양한 천연 헤나 제품이 출시되면서 가격도 천차만별이다. 고객은 제품에 대한 정확한 정보를 가지고 제품을 구별할 수 없기 때문에 저렴한 제품을 찾게 된다.
　소비자가 가격이 높고 우수한 제품을 외면하고 저렴한 제품을 찾게 되는 시장에서는 판매자들이 가격으로 경쟁을 하게 된다. 경쟁이 더 심화되면 우수한 제품의 판매자는 이익이 남지 않기 때문에 시장에서 사라지게 된다. 그럼 결과적으로 싸구려의 저급 제품만 유통되는 시장이 되는 것이다. 천연 헤나도 인도에서 대량으로 수입해서 헤나의 질을 알 수 없는 천연 헤나와 가공 헤나들이 소비자의 판단을 흐리고 있는 상황이다.
　인터넷에 옥션이나 지마켓과 같이 오픈마켓이 생기면서 네이버까지 가세하게 되자 판매자들의 가격 경쟁이 치열해지고 있다. 가격이 저렴해야 소비자의 선택을 받을 수 있기 때문이다. 전국적으로 '다이소'가 유통업계에 엄청난 파급 효과를 미치고 있는 것도 이와 무관하지 않다. 따라서 국내산 제품은 찾아볼 수 없고 거의 대부분 중국이나 동남아시아에서 들어오는 저렴한 제품들이 시장을 장악하고 있다.
　처음에는 개인들이 자유롭게 사업을 할 수 있는 개념으로 오픈마켓이 각광을 받았지만 지금은 치열한 경쟁체제로 개인 판매자는 수익이 줄어들고 플랫폼 회사인 네이버 등만 수수료 수입이 극대화되고 있다. 정말 개인이 살아남기 힘들어지는 경제 상황인 것이다.
　그렇다고 저력이 있는 한국 사람들이 이대로 무너지지는 않을 것이다. 6.25 전쟁을 겪고 아프리카나 필리핀보다 소득 수준이 낮았던 한국의 GDP가 80배 이상 성장한 것을 보면 알 수 있다. 과거와 같이 검소한 생활과 근면한 정신이라면 이러한 어려움도 헤쳐 나갈 수 있을 것이라 생각된다.

이러한 점에서 천연 헤나 재료는 검소하고 근면한 생활 방식에 적합한 수단이라고 할 수 있다. 미용실에 다니는 시간과 경제적 부담을 줄이고 건강하고 깨끗한 환경에도 크게 도움이 되기 때문이다.

🌿 모발을 건강하고 저렴하게 관리하는 방법

머리카락은 계속 자라나는 신체 부위이다. 잘라내도 계속 자라나는 부위이기 때문에 소중함을 잘 못 느껴 왔다. 지금은 스트레스와 화학제품으로 인한 탈모 인구가 급격히 증가면서 두피와 모발에 대한 소중함이 무엇보다 강조되고 있는 상황이다. 산업화를 거치면서 두피와 모발도 함께 지쳐가고 있는 것이다.

실제로 두피와 모발의 문제가 심각하다 보니 두피전문점이 전국적으로 유행한 적이 있었다. 지금은 두피전문점과 함께 모발이식이 크게 유행하는 분위기이다. 두 가지 모두 엄청난 비용이 소요된다는 단점이 있다. 일례로 고객 중에 15년 전에 두피 트러블로 고생한 분이 있다.

이 분은 스트레스로 인해 두피에 두꺼운 각질층이 심하게 생기면서 심각한 지루성으로 고생을 한 경우이다. 처음에는 병원에서 바르는 약과 먹는 약을 처방 받아 치료를 했다. 하지만 바르는 약으로 인해 모발이 심하게 빠지면서 증상도 크게 완화되지 않아 두피전문점으로 옮겨 치료를 받았다. 5~6개월에 걸쳐 약 800만 원 가까운 비용을 지불했다는 것이다. 그것도 20년 전 일이라니 물가가 저렴했던 20년 전에는 더욱 큰 돈이었을 것이다.

하지만 아직도 대다수는 모발의 소중함에 대한 인식이 부족하다. 대부분 탈모가 고민이라고 하면서 탈모에 좋은 제품을 전문가들이 권하면 부담스럽다는 이유로 외면하기 일쑤이다. 필자가 가장 안타깝게 생각하는 점은 있을 때 지키지 않고 잃어버린 다음에 후회한다는 사실이다.

앞에서도 언급한 바와 같이 극심한 통증을 동반하면서 몇천 만 원에 이르는 거액의 비용에 모발의 생착율도 100퍼센트 보장되지 않는 모발이식 시장이 커지는 것은 정말 안타까운 현상이다. 사람들이 술, 담배, 오염된 환경, 불규칙한 식생활, 스트레스에 노출되어 결국 암에 걸린 후에 건강의 소중함을 느끼는 것과 같다. 평소 관리가 더욱 강조되는 이유이다.

최상급 천연 헤나 재료를 구해서 한 달에 두어 번만 발라주어도 충분하다. 천연 헤나의 원리만 잘 이해한다면 어떤 다른 관리도 필요 없다고 자신 있게 말할 수 있다. 화학제품에 대한 경각심과 평소 자기 몸에 대한 소중함만 알고 있다면 비용은 홈케어 기준으로 한 달에 2~3만 원이면 충분하다. 어떤 방법과 비교해 보아도 가성비 최고의 솔루션인 것이다.

부디 한 살이라도 젊을 때부터 관리하기를 바란다. 두피가 안 좋은 젊은 층은 20대부터 사용해야 하고, 두피에 문제가 없다면 흰머리가 나기 시작하는 30~40대부터 탈모관리 겸 흰머리 관리용으로 사용하면 가장 좋다.

🌿 천연이기 때문에 홈케어가 가능하다

천연 헤나는 100퍼센트 식물성이기 때문에 집에서 바르는 것이 가능하다. 화학 염색약은 절대 집에서 바르지 않도록 주의하자. 피부에 묻거나 눈에 들어가면 치명적이다. 옷이나 수건에 묻으면 절대 지워지지 않는다.

하지만 천연은 두피에 잘 묻도록 듬뿍 발라줄 수 있으며 옷이나 수건에 묻어도 남지 않는다. 흰옷이나 실크, 양모 계열은 머리카락처럼 단백질 성분이라서 얼룩이 질 수 있으니 피하고, 허름한 어두운 색의 면 티를 착용하고 마음껏 발라주면 된다.

홈케어할 때는 반드시 천연 헤나 반죽을 미리 해 두는 것이 좋다. 파우더가 물과 더욱 잘 혼합되도록 거품기로 충분히 저어 준 후에 호호바 오일이나 아르간 오일 같은 재생 오일을 함께 넣어 주면 더욱 효과적이다. 없으면 생략해도 된다. 반죽을 하고 반죽한 용기를 들고 화장실에서 바르면 수월하다.

목욕탕 거울 앞에 서서 세면대에 헤나 용기를 올려 두고 머리를 깨끗이 감는다. 두피 위주로 샴푸를 조금 짜서 꼼꼼히 마사지하고 깨끗이 씻어낸다. 타월로 물기만 가볍게 제거하고 가운데 가르마를 타서 머리를 단정히 빗는다. 1회용 장갑은 벗겨지고 묻어 불편하므로 라텍스 장갑을 사용하는 것이 좋다. 순서는 가르마를 기준으로 오른쪽 먼저 바르고 왼쪽, 그리고 정수리 뒤로 넘어가면서 바르면 된다.

우선 가르마를 탄 가운데 두피에 밤톨만큼 앞에서 뒤로 듬뿍 얹는다. 헤나 반죽을 비비면 두피에 두껍게 발리지 않으므로 쓱 올려주는 느낌으로 올려둔다. 염색할 때 사용하는 꼬리빗으로 1센티 정도 모발을 슬라이스 뜨고 슬라이스 아래쪽도 듬뿍 헤나 반죽을 올린다. 손에 남은 헤나 반죽으로 모발을 잡고 모발 끝을 향해 한쪽 방향으로 잡아당기듯이 마사지한다. 모발의 큐티클층이 기왓장처럼 아래 방향을 향해 있으므로 위아래로 마사지하지 않도록 주의한다. 큐티클층은 물리적인 자극에 취약하기 때문에 마사지 방향에 반드시 주의하길 바란다.

충분히 마사지를 하면 왼쪽 방향으로 머리를 넘기고 손바닥으로 다지 듯이 쓰다듬으면 마사지도 되고 두피에 헤나 반죽이 충분히 스며든다. 이 와 같은 방법으로 계속 반복하여 오른쪽 모발을 천천히 차례대로 발라준 다. 오른쪽 모발을 모두 발라 왼쪽으로 넘겼다면, 발라진 전체 모발을 들 어 다시 오른쪽으로 넘겨 두면서 전체적으로 한 번 더 마사지한다.

정수리 왼쪽을 같은 방법으로 모두 바른다. 정수리 앞쪽을 무사히 발 랐다면 모두 한꺼번에 들어 마사지하고 모아둔다. 뒷머리를 바를 때는 거 울을 굳이 보지 않고도 감으로 바를 수 있다. 정면을 바라보고 정수리에 듬뿍 헤나 반죽을 올려 둔다. 꼬리빗으로 2센티 정도 슬라이스를 뜨고 머리를 들어 올린다. 슬라이스 아래쪽도 헤나를 듬뿍 바른다. 손에 남은 헤나로 모발을 손바닥으로 쥐고(엄지손가락이 아래쪽을 향하도록) 한 쪽 방향 으로 마사지한다.

이 때 위로 모발을 쳐들면 어깨가 아플 수 있으므로 한쪽으로 모발을 빼서 조물조물 마사지한다. 마사지한 머리는 앞쪽 머리가 모여 있는 방향 으로 보내고 손을 머리에 올려 엄지손가락으로 두피 쪽을 꾹꾹 다져준다. 같은 동작으로 반복하면 되는데 이 때 가르마에 헤나 반죽을 듬뿍 묻히 는 것이 가장 중요한 요령이다.

염색빗을 사용하는 것보다 손으로 바르는 것 이 더욱 수월하다. 전체적으로 헤나를 골고루 잘 발랐다면 모발을 전체 모아 다시 한 번 정성 스럽게 마사지하여 머리를 모은다. 설명서를 잘 읽어보고 고추장 농도로 반죽이 잘 되었다면 흘러내리지 않으니 장갑과 도구들을 씻어 잘 정 리한다. 그리고 랩으로 감싸 헤나 반죽이 마르

헤나 셀프 염색법 및 트리트먼트법

지 않도록 잘 감싸준다. 유튜브에 필자의 이름을 검색하면 셀프 홈케어 동영상을 자세한 설명과 함께 15분짜리로 업로드 해 두었으니 참고하길 바란다.

모두 발랐다면 한 시간 후에 시원한 상온수로 헤나 반죽을 잘 씻어낸 후에 샴푸와 트리트먼트를 소량 사용하면 된다. 손상도가 심한 모발은 초반에 트리트먼트를 함께 사용해야 빗질이 가능하다. 처음에는 헤나 성분이 달라붙어 모발이 풀 먹인 것처럼 더 뻣뻣하게 느껴진다. 횟수를 거듭하면 금방 좋아지니 자주 반복하면 된다.

머리를 감은 후에는 시원한 바람의 드라이어로 두피와 모발을 잘 말려준다. 다림질하듯이 모발은 따뜻한 바람으로 한 번 세팅해주면 윤기와 볼륨감이 더욱 살아난다. 하루 이틀 머리를 감을수록 모발이 더욱 부드러워지면서 윤기가 더욱 살아난다. 매우 놀라운 회복력을 경험하게 될 것이다.

남편과 사이 좋아지는
헤나 스킨십

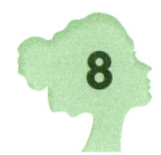

🍃 스킨십과 대화가 늘어나는 천연 헤나

게리 채프먼의 《5가지 사랑의 언어》라는 책을 읽을 기회가 있었다. 연애를 할 때 사랑이라는 감정은 일시적이기 때문에, 이를 지속하기 위해서는 무작정 노력만 할 것이 아니라 '함께 살아가는 기술'이 필요하다는 것이다. 책에서 저자는 사람마다 사랑의 언어가 있는데 '스킨십', '선물', '인정하는 말', '함께 하는 시간', '봉사'의 다섯 가지를 들고 있다. 이 가운데 본인이 원하고 상대방이 원하는 사랑의 언어를 구사해 주어야 한다는 것이 책의 요지이다. 책 안에 본인과 배우자가 원하는 사랑의 언어를 알 수 있는 체크리스트가 있어 어느 정도는 파악이 가능하다.

필자가 생각하는 기준으로 중요한 순서를 나열해 보면 '인정하는 말', '봉사', '함께 하는 시간', '스킨십', '선물'이라고 생각된다. '봉사'라는 행동이 함께하면서 서로 발전시켜 줄 수 있는 긍정적인 '말'의 중요성이 으뜸이라고 생각된다. 중요함을 알고는 있지만 우리는 낯간지러워서 칭찬과 격려의 말을 하는 것을 어렵게 느낀다. 훈련과 지속적인 노력이 필요한 부분이다. 오히려 주변 친구나 지인들과는 긍정적인 말을 하게 되는데 막상 가족과는 노력하지 않으면 쉽지 않은 경우가 많다.

아이들이나 남편과도 대화가 많이 부족함을 느낀다. 현대인은 서로 바쁘다는 핑계로 함께 식사하는 시간도 줄어든다. 아이들과 대화를 할라치면 공통적인 관심사의 부재와 공감력 부족을 느낀다. 성인이 되기 전까지 많은 대화를 나누어야 성인이 되어서도 바람직한 관계가 이어질 텐데 아이들이 어렸을 때 일에 치여서 이를 소홀히 한 것이 마음에 걸린다. 상대가 남편이든 아이들이든 다섯 가지 사랑의 언어 가운데 상대방이 원하는 언어를 파악하고, 본인이 원하는 언어를 파악하여 상대방에게 알려주는 것도 바람직한 사랑의 방법이라는 결론을 개인적으로 내리게 되었다.

이처럼 상대방이 원하는 것을 파악하는 것도 대화를 통해서 이루어지므로 '말의 기술'이 가장 중요하다. 집에서 직접 홈케어를 하시는 남자 고객들이 상당히 많아 부인에게 부탁해 보라고 권하곤 하는데 아내는 관심도 없다며 혼자 한다고 한다. 물론 부탁하는 것도 귀찮고 본인이 편한 시간에 셀프로 하는 것이 수월하다고는 하지만 좀 씁쓸한 표정이다. 집에서 부인이 해주면 얼마든지 자주 하고 싶다고 하는 분들이 많다.

부인이 먼저 천연 헤나로 효과를 보고 남편에게 천연 헤나를 권할 때 주의할 사항이 있다. 위에서 언급한 바와 같이 무엇보다 본인이 원하는지의 여부를 대화를 통해 파악해야 한다. 아무리 좋은 재료로 사랑을 가지고 봉사하려고 해도 서로 소통이 이루어지지 않으면 불가능하다. 외적으로 볼 때 머리에 문제가 있는지 우선 살펴보고 이러이러한 천연 재료가 있는데 두피와 탈모 관리에 도움이 된다고 먼저 설명하는 것이 좋다. 천연 재료는 처음에 색이 또렷하게 나오지 않을 수 있다. 때문에 처음부터 염색 기능을 강조하면 불평을 들을 수 있다.

천연 헤나 재료 가운데 색이 없어 무색 헤나로 불리는 테너스카시아(보통은 내추럴이라는 상품명으로 유통됨) 제품이 있다. 이는 계수나무과의 잎으로서 두피의 항염, 항균 작용이 뛰어나고 모발에 무색으로 코팅이 되어 천연 헤나와 함께 많이 사용이 된다. 우선 처음에는 배우자가 머리에 관심이 있는지 물어본다. 그리고 관심이 있어 한다면 처음에는 두피 관리 차원에서 무색 헤나(테너스카시아 : 상품명은 주로 내추럴로 표기되어 있음)를 발라주는 것이 좋다.

오리지널 천연 헤나는 오렌지 계열이라 흰머리가 많은 남성들에게 바르면 모발 톤이 밝아지므로 주의가 필요하다. 새치가 적당히 섞여 있다면 천연 헤나를 사용해도 무방하지만 많다면 오렌지색으로 바뀐 곳을 다시 인디고 제품으로 다시 발라야 갈색으로 표현된다. 한 가지 주의할 점은 영양 성분의 흡수를 위해 시간이 상당히 소요된다는 점이다. 염색약은 바르고 금방 흰머리의 색이 바뀐다고 알고 있는 남성들은 시간이 오래 소요되는 것에 대해 힘들어 한다. 차라리 처음에는 두피 관리 차원에서 발라주고 이후 같은 재료로 염색도 된다고 설득하는 것이 수월하다.

서로 잘 아는 가족이라도 생소한 제품을 권유할 때는 조심스럽다. 너무 잘 안다고 생각하기 때문에 상대방의 말을 신뢰하지 않는 경우도 많다. 특히 너무 갑자기 들이밀면 어디서 이상한 정보를 듣고 와서 속임을 당한 건 아닌지 타박을 하기도 한다. 가족이라는 관계도 참 쉬운 사이는 아니다. 평소에 남편과의 커뮤니케이션이 원활한 경우는 서로 이해가 빠르다.

부부끼리 서로 천연 헤나를 발라주면 스킨십을 통해 대화도 늘어난다. 매장을 방문하는 분들께는 집에서 홈케어 하는 방법을 적극적으로 알려드린다. 셀프로 하는 방법과 가족들에게 해주는 방법 모두 관심만 조금 가진다면 크게 어렵지 않다. 비용도 절약하고 자주 할 수 있으며 시간도 아낄 수 있어 일석삼조가 된다. 머리에 관심이 많은 남자 고객들은 부인이 본인의 머리에 관심을 많이 가져주길 바란다. 하지만 배우자인 부인에게 말을 하지 않으면 여자들은 잘 모른다. 본인이 중요하게 생각하는 점을 강하게 어필하는 것이 필요하다.

천연 헤나는 하고 나면 두피가 상쾌해지고 모발이 건강해진다. 일반 화학 염색약은 손쉽게 마트나 약국에서 구해 집에서 서로 발라주는 경우도 쉽게 볼 수 있다. 화학 염색약은 바를 때 자극이 심하기 때문에 바르는 사람도 발리는 사람도 몸에 안 좋다는 생각을 하게 된다. 하지만 천연 헤나는 바를수록 좋아지니 긍정적인 효과와 대화가 헤나 스킨십을 통해 이루어진다. 머리에 헤나를 바르는 동안 서로 하지 못한 이야기도 주고받을 수 있는 기회가 생긴다. 막상 대놓고 하기 어려운 이야기도 스킨십을 하면서 수월하게 주고받을 수 있다.

🍃 인디고를 바르기 전에 천연 헤나를 하는 원리

천연 헤나 고유의 색이 오렌지색이다 보니 새치는 오렌지 계열의 색감으로 표현된다(자주 반복하면 밤 껍질색 같이 표현됨). 새치가 많지 않거나 밝은 톤을 선호하는 경우라면 레드만 사용하면 된다. 하지만 새치가 늘어나 흰머리가 많거나 사회 생활하는 데 밝은 톤을 원하지 않는다면 인디고(Indigo, 학명 Indigofera tinctoria) 제품을 활용할 수 있다. 인디고란 고급 청바지의 푸른색을 물들이는 100퍼센트 천연 재료이다. 인디고도 천연 허브 재료이나 영양 성분이 포함되어 있지 않고 마늘이나 양파와 같은 자극이 있어 머리 전체에 사용하면 모발이 푸석해질 수 있다.

인디고 제품만으로 흰머리를 커버하면 안 되냐는 질문은 자주 받는다. 보통 인디고 제품은 '브라운'이라는 이름으로 상품이 출시되는 경우가 많아 한 가지만 사용해도 되는 것으로 오해하기 쉽다. 하지만 인디고 제품만을 흰머리에 사용하면 색이 쉽게 빠진다. 따라서 우선 천연 헤나를 발라 손상되고 건조한 모발과 두피에 영양을 주어 건강한 모발의 수분량이 유지되도록 한 후에 인디고계의 제품을 바르는 2단계 시술이 가장 효과적이다. 흰머리에 오렌지색이 들어야 인디고를 사용했을 때 검은 모발에 가까운 염색이 가능하다.

2단계에 걸쳐 사용하는 것이 번거로우니 애초부터 인디고와 천연 헤나를 섞어서 사용하면 안 되는지 질문하는 경우가 많다. 이렇게 사용하면 어느 정도 흰머리 커버는 가능하지만 영양, 염색 두 가지 효과가 모두 떨어진다. 인디고는 알칼리 영역에서 염색이 되며 산성에 약한 성질이 있다. 한편 천연 헤나를 물에 반죽하면 약산성이므로 천연 헤나와 인디고가 섞이면 충분한 염모력을 발휘하기 어렵다. 조금 번거롭더라도 천연 헤나와 인디고를 섞어서 사용하지 말고 2단계에 걸쳐 바르는 것이 영양이나 염색 기능면에서 가장 효과적이다.

인디고라는 식물은 길이 2m 정도의 낙엽아저목으로 열대지방, 아열대지방, 동남아시아에서 많이 재배하며 여름에 보라색의 꽃이 핀다. 발효시킨 줄기와 잎은 남색 염료의 원료로서 4000년에 걸쳐 애용되어 왔다. 중국에서는 뿌리와 잎을 우울증, 내분비계 붓기, 땀띠 등의 치료에 사용하기도 했다.

🌱 독신 미혼 남성들을 위한 탈모 솔루션

40대, 50대 미혼 남성 고객들도 크게 늘어나는 추세이다. 1인 가구로 혼자 사는 경우가 많아 혼자 바르기보다 매장으로 오는 분들이 많다. 이야기를 나누다 보면 결혼을 전제로 소개를 받았다는 이야기도 종종 들린다. 처음 만나면 우선 상대방의 외모로 첫인상을 판단하게 된다. 이때에도 머리 스타일의 중요성이 다시 한번 강조된다. 남자들 본인도 머리카락이 빠져 없거나 약하면 자신감이 크게 떨어진다. 또한 상대방 여자들도 남자들의 머리가 처음 눈에 들어오게 된다. 성격이 아무리 좋고 돈도 많고 능력도 있는 등 스펙이 좋아도 탈모가 심하다면 여자들의 호감을 얻을 수 없는 것이 서글픈 현실이다.

나이가 들어도 대머리는 절대 되고 싶지 않다고 생각한다면 천연 헤나를 적극 활용해 보자. 탈모 치료를 받으러 가면 의사들이 화학 염색을 절대 못하게 한다고 한다. 의사들도 화학 염색이 탈모에 미치는 영향을 알고 있기 때문일 것이다. 만일 절박한 마음에 탈모 치료를 받고 있다면 천연 헤나로 시너지 효과를 더욱 높일 수 있다. 한편 시간적, 경제적 여유가 없어 생각은 있지만 탈모를 방치하고 있다면 제대로 만든 천연 헤나를 구입해서 셀프 관리에 도전해 보자. 1~2주에 한 번이라도 1~2시간을 낸다면 손쉽게 혼자서도 집에서 셀프케어가 충분히 가능하다. 늦은 나이에 배우자를 고를 때도 외모가 아주 중요한 스펙이니 대비를 하자.

아이들 두피관리는 엄마에게 맡겨라

🌿 머리를 당기지 않는 것이 중요 포인트

초등학교, 중학교, 고등학교, 대학교를 다니는 자녀를 둔 가정에서도 다양한 두피와 모발 고민을 이야기한다. 남자 아이들의 경우는 기름진 머리, 냄새, 가려움증, 심한 곱슬머리 등의 고민을 말한다. 여자 아이들의 경우는 잘못된 염색으로 인해 크게 손상된 모발, 곱슬머리로 인해 부스스한 모발 등의 고민과 스트레스로 인해 빠지고 얇아지는 머리가 고민이다. 남자 아이들의 머리는 바르는 방법이 어렵지 않다. 반면 긴 머리를 고수하는 딸아이들의 머리에 천연 헤나를 바르는 과정은 쉽지 않다.

우선 남자 머리를 바를 때의 요령을 설명해 보자. 남자들은 두상이 작거나 머리숱이 약할 경우, 50g 정도면 1회를 바를 수 있다. 보통은 100g 단위로 포장이 되어 있으므로 절반 분량에 물 200cc(생수)를 넣어서 반죽하면 된다. 숱이 많거나 두상이 크다면 70~100g

정도까지 필요하다. 아이들은 일단 밝은 염색모가 아니라면 모발이 검정이거나 어두운 갈색인 경우가 대부분이다. 따라서 테너스카시아(내추럴) 제품이나 오리지널 천연 헤나 어떤 것을 발라도 색상에 큰 변화가 없다. 그래서 두피 관리 및 모발 관리용이라고 생각하고 손쉽게 사용할 수 있다. 만일 모발이 밝은 염색모인데 기존의 색상을 그래도 유지하고 싶다면 무색 영양인 테너스카시아 제품만을 사용하면 된다.

남자 아이들은 모발이 짧기 때문에 두피 위주로 도포한 후에 전체적으로 모발을 모아 마사지하면 된다. 가르마에 두툼하게 헤나 반죽을 올리고 염색빗 꼬리로 1cm 정도 슬라이스를 떠서 가볍게 넘긴 다음 염색빗 솔로 꾹꾹 다져 주듯이 한 방향으로 밀면서 마사지한다. 셀프케어 방법과 마찬가지로 가운데 가르마를 중심으로 정수리 앞쪽 오른편을 먼저 바른다. 귀 쪽까지 다 바른 후에 반대 방향으로 넘겨 둔다. 같은 방법으로 왼쪽을 바른다. 정수리 앞쪽을 모두 바른 후에 정수리 뒤쪽은 오른쪽 왼쪽을 번갈아가며 바른다.

발라 줄 때 주의할 점은 첫 번째 머리를 너무 세게 당기지 말아야 한다는 것이다. 다른 사람의 머리를 처음 만지는 초보자들은 머리를 좀 세게 당기면서 바르는 경향이 있다. 아무리 좋은 제품도 바를 때 당기거나 아프면 좋은 이미지를 받을 수 없으므로 꼭 주의하자.

두 번째 주의할 것은 솔은 항상 눕혀서 짧게 잡고 사용한다는 점이다. 염색솔도 가르마에 가까이 세워서 사용하면 두피가 자극을 받아 따가울 수 있으므로 솔을 사용할 때도 주의가 필요하다. 모발도 세워서 사용하면 물리적인 손상을 입을 수 있으므로 솔을 최대한 짧게 잡고 눕혀서 사용하길 바란다.

세 번째 손이나 솔로 마사지할 때도 항상 머리카락 끝을 향해 한 방향으로 바른다. 이 점은 앞에서 언급한 바와 같이 큐티클층이 머리카락 끝 방향으로 나열되어 있기 때문에 역방향으로 바르면 모발이 물리적으로 손상될 수 있다. 머리카락은 화학적인 자극보다 빗질이나 정전기와 같은 물리적인 자극에 약하므로 한 쪽 방향으로 마사지하는 것이 중요하다.

여자 아이들은 모발이 길다는 차이가 있다. 긴 머리를 바르는 것은 초보자에게 상당히 어려운 일이다. 헤나 반죽도 많이 들어가고 머리가 쉽게 엉킬 수 있기 때문에 슬라이스를 뜨면서 차례대로 천천히 바르는 것이 요령이다. 시간이 꽤 소요될 수 있는데 바르다 보면 앞쪽 정수리 부분의 헤나 반죽이 마를 수 있으므로 랩 등을 이용해 수분이 날아가지 않도록 덮어주는 것도 좋은 방법이다. 긴 머리는 100g~150g 정도가 필요하다. 천연 헤나는 10g 당 물이 40cc 정도 필요하므로 계량 수저로 깎아서 계량하고 생수를 섞으면 된다. 생수가 준비되어 있지 않다면 염소 성분이 없는 정수기물이나 한 번 끓여 식힌 물도 무방하다.

여자 아이들도 마찬가지로 두피에 충분한 양의 헤나 반죽을 발라 주어야 한다. 모발도 결이 보이지 않을 정도로 헤나 반죽을 발라 마사지 한다. 반죽의 양이 적거나 마르면 오히려 모발이 손상될 수 있다. 긴 머리는 바르다 보면 시간이 오래 걸리는데, 바르는 것도 교육이 필요하다. 헤나 전문가를 찾으면 된다. 가족의 머리를 케어해 줄 수 있는 제대로 된 노하우를 직접 배워 경제적으로 건강을 챙겨보자.

🍃 유튜브에 난무하는 잘못된 헤나 정보

　최근에는 천연 헤나 전문 회사가 아닌 유통 회사들이 천연 헤나를 구색 맞추기 식으로 끼워서 취급하는 경우가 늘어나고 있다. 이로 인해 천연 헤나와 두피 모발에 대한 전문 지식이 없는 비전문가들이 헤나 유통에 참여하면서 여러 가지 부작용이 속출하고 있다. 이러한 유통 회사들은 셀 수 없이 많은 제품들을 취급한다. 그렇다 보니 제대로 된 교육이나 정보 없이 헤나 제품이 유통되면서 다음과 같은 문제점이 나타나고 있다.

　첫 번째, 각 천연 헤나 제품의 특성에 대한 교육을 제대로 받지 않고 시술을 하거나 판매를 하고 있다. 소비자들이 제품의 특성을 제대로 인식하지 못하고 효과도 제대로 볼 수가 없다. 특히 인디고가 들어가 있는 제품은 알레르기가 있는 경우가 있어 패치테스트 등의 과정이 필요하다. 그러나 함부로 제품을 섞어서 바르거나 시간을 초과하는 등의 잘못된 사용 방법으로 인해 소비자들이 심각한 불편을 겪고 있다.

　두 번째, 혼합하는 방법에 대한 잘못된 정보가 문제이다. 천연 헤나만을 취급하는 것이 아니라 다양한 허브 제품을 함께 취급하거나 섞어서 사용하도록 유도하는 경우가 많다. 예를 들어 님, 브라미, 암라, 시카카이 등의 허브 식물을 들 수 있다. 물론 각 허브들에 우수한 특성과 효과가 있을 수 있다. 하지만 천연 헤나 고유의 성분이 다른 성분들로 인해 희석된다.

　로소니아 성분을 일정 농도 이상 발라두어야 하는데 농도가 부족하니 모발의 볼륨감, 윤기, 염색 등의 기능을 저해한다. 게다가 각 허브들의 입자 크기가 제각각인 것도 문제이다. 천연 헤나는 곱게

갈아서 적당한 마사지를 통해 로소니아 성분이 모발에 흡착되어야 한다. 그런데 입자가 거친 허브 식물을 섞어서 사용하면 모발이 물리적인 자극에 의해 손상된다.

세 번째, 반죽하고 바르는 방법에 대한 잘못된 정보 전달이 문제이다. 유튜브에서 헤나 관련 동영상을 보다가 팔팔 끓인 물을 헤나 재료에 넣어서 반죽하는 모습을 본 적이 있다. 말려서 가루로 만든 식물 파우더 성분이 열에 의해 변형되면 제대로 된 효과를 볼 수 없다. 또한 바르는 방법도 모발이 오히려 손상되는 방식으로 바르는 개인 동영상도 많이 유포되고 있다. 양을 지나치게 적게 사용하거나 모발이 엉키게 바른다. 천연 헤나는 모발에 충분히 발라야 효과가 있고, 엉키지 않게 가지런히 순서대로 발라서 제대로 마사지를 해 주어야 한다.

앞으로 유튜브 시장이 더욱 커질 것으로 예상되는 가운데, 정치, 경제, 생활, 문화, 연예 등에 대한 개인들의 다양한 정보가 홍수를 이루고 있다. 하지만 개인들에 의해 검증되지 않은 정보의 홍수로 인해 한편으로 여러 가지 문제점이 우려되는 바이다.

지금까지는 네이버와 같은 포털 사이트에 다양한 정보들이 홍수를 이루었다. 반면에 이제는 개인들이 유튜브에 본인의 다양한 목소리와 의견, 정보들을 올리는 개인 방송의 시대가 도래했다. 아장아장 걷는 아이들조차도 유튜브를 보는 세상이다. 개인이 동영상을 보는데 많은 시간을 소비하고 있다. 개인들이 소중한 시간을 할애해서 보는 만큼 홍보를 위해 정보를 올리는 유튜버들도 내용을 검증해야 할 것이다. 검증해서 확신할 수 있으며 소비자들에게 선의의 영향을 줄 수 있는 정보를 유통했으면 한다.

유튜브와 같은 정보의 홍수와 더불어 인터넷에서 수없이 많은 제품이 유통되고 있다. 이로 인해 소비자는 온라인 마켓에서 제대로 된 제품을 골라서 구입하는 데 피로감을 호소하고 있다. 천연 헤나 제품은 유선상으로라도 대화를 하거나 오프라인으로 사람을 만나서 제품을 구하고 전문가의 설명을 듣는 것이 필요하다. 조금 번거롭더라도 천연 헤나 전문가를 통해 제품을 전달받는 것이 장기적인 안목에서 도움이 된다.

내 머리는 내가 지킨다.
나만을 위한 헤나 레시피

🌿 가장 난이도가 높은 모발 케어

지인의 머리가 예뻐지고 좋아진 것을 보고 천연 헤나를 찾는 경우가 많다. 이런 소비자는 천연 헤나를 제대로 사용하고 효과를 본 케이스이다. 한편 지인의 헤나 사용 경험이 별로라서 천연 헤나에 대해 안 좋은 선입견을 가진 분들도 있다. 이런 소비자는 제대로 된 사용법을 전달 받지 못해 선입견만 나빠진 케이스이다. 사람의 머리는 개인마다 모발의 상태나 흰머리 분포도에 차이가 많다. 따라서 처음 사용할 때 개인별로 사용 방법에 대한 전문가의 어드바이스가 매우 중요하다.

초반에 천연 헤나 전문가에 의한 어드바이스를 제대로 들을 수 있다면 어느 정도 시행착오를 줄일 수 있다. 하지만 지인의 이야기만 듣고 인터넷에서 제품을 골라 선택한다면 시행착오와 기회비용을 필요로 하며 효과가 더딜 수 있다. 심지어 사용을 포기하는 경우도 있다. 그러니 조금이라도 짬을 내서 전문가의 어드바이스를 반드시 들어보기 바란다.

얼마 전 고객 가운데 모발이 크게 손상되어 온 분이 있다. 20년 가까이 매직 펌과 염색을 반복한 경우이다. 심한 곱슬머리라서 매직이 필수였고 흰머리가 일찍 나기 시작한데다 새치가 너무 싫어 자주 염색을 한 상태였다. 필자를 찾아오기 전 미용실에서 더 이상의 시술을 할 수 없다는 통보를 받았다.

처음에 천연 헤나로 1차 시술을 하고 감아내니 손상도가 너무 심각해서 젖은 상태로는 빗질을 제대로 할 수 없을 정도였다. 미용실에서 포기할 정도의 손상도라는 것이 어느 정도인지 알 수 있었다. 고객도 본인 모발이 어떤 상태인지 심각성을 깨달았다. 게다가 길이도 길고 숱도 상당해서 혼자서는 도저히 시술이 불가능한 경우였다.

만일 이런 분이 집에서 홈케어를 한다고 가정해보자. 아마도 긴 머리가 엉켜서 천연 헤나를 제대로 바르지도 못했을 것이다. 게다가 더 뻣뻣해진 모발 상태 때문에 천연 헤나 재료를 당장 버려 버렸을지도 모른다. 그랬다면 아마 미용실도 못가고 흰머리를 기르면서 손상된 모발을 잘라낼 수밖에 없었을 것이다.

이분은 머리의 소중함을 누구보다 잘 아는 피부 전문가였기 때문에 인내심을 가지고 필자를 믿어 주셨다. 10회에 걸친 지루한 회복 과정을 거쳐 드디어 모발이 손가락 사이로 차르르 흘러내릴 정도로 정상화되었다. 이후 화학 염색은 일체 중단하였고 매직 펌은 1년에 1~2회로 줄여 뿌리 위주로 하신다고 한다. 모발이 이제 정상화되었기 때문에 천연 헤나는 집에서 홈케어로 할 수 있게 되었다.

대부분의 모발은 초반 전문가의 코칭을 통해 홈케어가 가능하지만 위와 같은 경우는 처음에 헤나 전문가의 손을 빌려야 하는 경우이다. 본인이 직접 하기 힘든 난이도가 매우 높은 경우이므로 참고하길 바란다.

60대 전후가 되면 이미 20년 이상을 화학 염색과 파마에 노출된 경우가 많다. 이런 분들의 모발은 주로 진한 흑갈색으로 흰머리가 염색되어 있고 파마머리이다. 심한 경우는 이미 탈모가 진행되어 머리 밑이 훤하고 대부분이 흰머리다. 천연 헤나는 오렌지색이기 때문에 흰머리와 기존 머리에 경계가 생긴다. 경계가 생기는 부분에 인디고로 2차 시술이 필요한데 완벽한 관리를 위해서는 비용을 조금 감수하더라도 헤나 전문가의 도움을 받는 것이 효과적이다.

60대 전후의 연령대는 주기적으로 파마를 하지 않으면 못 견디는 분들이 대부분이다. 앞에서도 언급한 바와 같이 로소니아에 의해 건강해진 모발은 파마약에 의해 잘 손상되지 않는다. '헤나를 하면 파마가 잘 안 나오기도 하는 이유'이다. 그래서 60대 분들의 만족도가 떨어지는데, 모발이 건강해져서 그렇다고 설명하면 납득을 하시는 눈치다.

🌿 가장 만족도가 높고 수월한 모발 케이스

반면 천연 헤나를 사용하는데 가장 난이도가 낮고 만족도가 높은 모발 타입이 있다. 흰머리가 ½ 이상 적당히 섞여 있고 오렌지 브라운 계열로 염색을 한 상태이다. 적당한 손상도인 경우는 모발이 좋아지는 것을 바로 느낄 수 있으며 색상도 오렌지 브라운 계열로 통일감 있는 발색감을 나타낸다. 이런 모발은 천연 헤나만을 계속 사용하면 되기 때문에 평생 머리 걱정에서 해방된다.

일산 지역에서 필자와 같이 천연 헤나 전문가로 활동하고 있는 친구가 있다. 헤나 전문가로서의 길을 선택한지 얼마 되지 않은 초보 시절에 필자가 많은 도움을 받았으며 지금은 같은 길을 걷는 동료로서 함께 하고 있다. 이 친구의 경우는 화학 염색에 대한 거부감이 매우 높은 경우였다. 처음 천연 헤나 제품을 필자가 알려주고 발라주었을 때의 그 표정을 아직도 잊지 못한다. 그 정도로 천연 헤나의 매력에 푹 빠진 친구이다. 천연 헤나를 만나기 전에는 흰머리가 늘어나니 염색을 안 할 수 없어 억지로 했다고 한다. 화학 염색을 할 때마다 진절머리를 칠 정도로 고통스러웠다고 한다.

지금은 찰랑거리는 머릿결에 천연 헤나색의 모발이 아름다운 그녀이다. 그런 경험을 통해 천연 헤나 전문가로 거듭나게 되었는데 그만큼 고객의 건강과 아름다움을 최우선으로 생각한다. 천연 헤나를 선택하는 분들은 이 친구와 같이 주로 건강과 환경을 항상 염두에 두고 있는 앞서가는 분들이 대부분이다.

일반적으로 천연 헤나를 찾는 분들의 연령대는 60대 전후가 많다. **필자의 생각에는 40대 전후가 천연 헤나를 접하기 가장 적합한 시기라고 여겨진다.** 40대 전후에 천연 헤나를 사용하기 시작하면 그만큼 화학약품에 우리의 몸이 덜 노출된다. 또한 흰머리도 관리된다. 그리고 항상 찰랑거리는 아름다운 머릿결을 유지할 수 있다. 미용실에 가는 비용이 크게 절약된다. 천연 헤나 한 가지로 삶의 질이 180도 바뀐다.

🌱 가장 무난하게 누구나 사용하는 방법

앞에서 테너스카시아 잎에 대해 설명한 적이 있다. 처음에 천연 헤나를 접할 때는 테너스카시아(무색 헤나 : 일반 제품명 내추럴 또는 카시아) 제품을 함께 혼합해서 사용하면 좋다. 국제 화장품 원료집(ICID)에 수록된 재료로서 천연 헤나보다 수분감이 많고 두피 건강 및 모발 보호 효과가 뛰어난 재료이다. 항염, 항균 작용이 매우 뛰어난 무색 영양이라고 생각하면 된다. 반면 천연 헤나는 항균, 항염 작용에 모발의 윤기, 볼륨감, 탄력 효과가 뛰어난 오렌지 영양이라고 구분한다.

일반적으로 처음 천연 헤나를 사용하시는 분들께는 카시아와 헤나를 5:5로 사용하는 것이 가장 무난한 비율이라고 권해드린다. 하지만 붉은 것을 유난히 걱정하시는 분들께는 처음에 카시아를 베이스로 헤나를 1숟갈 넣어서 해보도록 권한다. 그리고 2회 차에는 2숟갈, 3회 차에는 3숟갈, 4회 차에는 헤나와 카시아의 비율을 4:1로 하고 5회 차에는 인디고로 붉은 부분의 색상을 맞추거나 카시아 제품으로만 발라 물이 빠지지 않도록 하는 것이 기본 매뉴얼이다.

모발이 얇은 분들은 천연 헤나 위주로 사용하는 것이 효과적이며 모발이 두껍고 부스스해 차분한 모발을 원하는 분들은 카시아 제품 5:5로 지속적인 사용을 하면 모발 상태가 크게 개선된다. 그리고 인디고 제품은 흰머리가 많은 분들이 붉은 부분만 선별적으로 사용하는 제품이므로 헤나 영양 후에 단독으로 사용하는 것이 가장 효과적이다. 가능한 최소한으로 사용하고 섞어서 사용하지 않는 것이 바람직하다.

천연 헤나는 유럽이나 미국 등과 같이 선진국에서도 천연 지향적인 제품으로 이미 널리 보급되어 왔다. 우리나라에서는 20년 전 강남 지역을 필두로 부산, 울산, 대구 등의 광역도시에서 널리 사용되기 시작했다. 전국적으로 천연 헤나를 사용하는 인구가 급속도로 확대되고 있는 가운데 제품의 종류나 업체들도 그 수를 헤아리기 어려울 정도이다. 판매 업체가 증가하고 사용 인구가 늘어나면서 잘못된 사용 방법으로 인한 부작용 등도 심심치 않게 대두되고 있다. 자연이 우리의 두피와 모발을 위해 내려준 최고의 선물인 천연 헤나. 정확한 사용 방법을 통해 아름다움과 건강이라는 두 마리 토끼를 모두 잡아보자.

ALL NATURAL

HEALING HENNA

– RED –

MADE IN INDIA
전문매장용
(PROFESSIONAL)

Chapter.6

헤어시장에 부는 제2의 천연 헤나 열풍

미용인들이여
고객의 머리를 지켜라

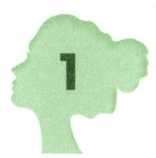

 필자의 고객 가운데는 전국의 미용인분들이 몇 백분에 이른다. 규모가 큰 프랜차이즈 미용실이 아닌 1인 매장인 경우가 대부분이다. 2009년 말을 기준으로, 전국 미용실 수는 국세청 통계 자료에 따르면 6만 6,759개, 보건복지부 자료에 따르면 8만9,017개로 조사된 바 있다.

 조사 방법이 상이하여 편차가 있으나 국세청이 사업자등록을 기준으로 조사한 전국 미용실 사업자는 2009년 말을 기준으로 6만 6,759개에 이른다. 업체당 인구수는 746명으로 30개 주요 업종 중 가장 경쟁이 치열한 업종 3순위이다. 지역별 미용실 분포는 경기 1,4558, 서울 13,746, 부산이 5,781, 경남 4,175, 경북 3,740, 인천 3,426, 충남 2,830, 대구 2,812, 강원 2,573, 전북 2,330, 전남 2,197, 대전 2,185, 충북 2,053, 광주 1,766, 울산 1,687, 제주 900개 순이다.

서울시에서는 강남구가 959개로 가장 많았다.

최근 2022년 기준 전국 미용실 수는 111,107개로 과거 15년 전에 비해 4만개 이상 크게 증가하였다. 업체당 인구수는 약 380명으로 과거보다 경쟁이 더욱 치열해지고 있는 것을 알 수 있다. 건물마다 한 군데 이상 간판이 보인다고 느낄 정도로 그 수가 크게 늘었다.

공중위생관리법에서 '미용업'이라 함은 손님의 얼굴·머리·피부 등을 손질하여 손님의 외모를 아름답게 꾸미는 영업을 말한다. 지금은 자격증도 헤어는 미용 일반으로 분류되고 네일, 피부, 메이크업이 모두 따로 분류되어 있다. 머리를 자르는 커트 기술과 파마, 염색 등 손으로 하는 기술직이다 보니 창업 열풍이 거세다. 사람의 머리카락은 계속 자라나니 남자들은 특히 월 1회 전후로 미용실을 다닌다. 사람들은 모두 머리카락을 가지고 태어나니 모두 고객이 될 수 있으므로 그만큼 주변에 미용실을 흔히 볼 수 있고 경쟁도 치열하다.

과거보다 단순해진 미용사 자격증 취득과정을 살펴보면 이론시험을 치르고 실기시험을 보게 된다. 이론 시험의 내용을 살펴보면 파마나 염색할 때의 주의사항에 대해서는 잠깐 다루고 있다. 주로 커트 및 파마와 염색을 하는 원리와 기술에 대해 설명하면서 시술하는 미용사와 시술하는 고객의 건강과 환경에 대한 내용은 중요하게 언급되어 있지 않다.

영국《데일리메일》은 2017년 10월 15일 보도 자료를 통해 영국의 프린세스 그레이스 병원의 케파 모크벨(Kefah Mokbel) 교수의 연구결과, 머리카락 염색을 한 여성이 그렇지 않은 여성에 비해 유방암 위험이 14퍼센트나 높다고 전했다. 모크벨 교수는 "결과를 확정하기 위해 연구가 더 필요하지만, 연구 결과를 보면 염색약에 노출되는 것이 유방암 위험을 높일 수 있다는 점을 시사한다"고 밝혔다. 모크벨 교수는 최대한 천연 염색 재료를 사용하고, 1년에 2~6회 정도만 염색을 하는 게 좋다고 밝혔다.

파라페닐렌디아민 성분이 2퍼센트 미만으로 든 염색약을 사용하고 연 6회 이하로 사용을 줄이며 40세 이상이 되면 유방암 검사를 정기적으로 받을 것을 경고하고 있다. 연이어 2017년 10월 16일 영국 매체인 인디펜던트 보도에 따르면 핀란드 암 등록소 소속 산나 하이키넨(Sanna Heikkinen)도 염색과 유방암 사이에 연관성이 있다고 밝혔다. 하이키넨은 "머리카락 염색과 유방암의 위험 사이에 통계적인 관련성을 관찰할 수 있었다"고 전했다.

《M이코노미뉴스》의 이희 기자가 쓴 기사에 따르면, 1998년 미국산업안전보건원(NIOSH) 연구결과, 미용사들이 사용하는 화학물질은 약 3,000종에 이르고 이중 30퍼센트가 미국 정부에 의해 독성물질로 분류되고 있다. 미용업 종사자들의 경우 1일 5시간~6시간 정도 파마약과 염색제 등의 화학물질에 노출되고 있다는 것이다.

파마는 알칼리성 파마와 산성 파마로 구분되는데 알칼리성 파마에 사용되는 용제(ammonium thioglycolate)는 피부자극, 머리카락 부서짐 등의 부작용이 발생된다. 산성 파마에 사용되는 용제(glyceryl thioglycolate)는 알레르기 접촉 피부염을 유발시킨다. 또한 파마 용제에 대한 노출은 호흡기계 질환인 알레르기성 비염과 천식을 유발하는 것으로 보고되고 있다.

여성들이 자주 하는 화학염모제는 대부분 유기합성 염모제로서 화학성분으로 구성되어 있다. 화학 염모제에 포함되어 있는 화학물질인 파라페닐레디아민은 고농도 노출시 심각한 피부염이나 천식, 신장 기능 저하, 현기증, 떨림, 경련 등을 일으킬 수 있다.

한국산업안전공단에 따르면 염모제 내의 색상을 나타내는 파라아미노페놀은 눈 자극, 알레르기 반응을 일으키는 것으로 나타났다. 단기적인 노출에 의한 부작용으로는 천식, 명정 증상, 경련 자극, 알레르기 반응, 가려움(증) 자극, 푸른 빛 피부 색, 신장 이상, 경련, 눈 손상 등을 일으키며 장기간 노출 시에는 신장이나 간 이상을 일으킨다.

부작용 유형을 살펴보면 가려움(19.1퍼센트), 부종(12.7퍼센트), 발진(8.4퍼센트), 홍반(7.4퍼센트) 등 접촉성 피부염 증세가 대부분을 차지하고, 탈모·피부변색·화상 등의 후유증으로 이어진 사례도 많다. 시술자의 부주의로 인해 눈에 염색약이 튀어 안구 이상을 일으킨 경우도 7.2퍼센트에 이른다고 한다. 염색 부작용으로 병원 치료를 받은 경우는 84.6퍼센트였다.

이에 인하대 산업공학과 최서연 교수는 "미용실에서 사용되는 많은 제품들이 화학물질로 이뤄졌기 때문에 소비자뿐만 아니라 미용업 종사자는 제품 사용 전 설명서를 확인하고 용법 및 주의사항을 체크하여야 한다"고 설명하고 있다.

최 교수는 피부질환과 두통, 호흡기질환 등 건강상의 문제가 발생할 수 있기 때문에 미용업 종사자를 근로자건강검진 대상으로 편입해서 건강관리를 할 수 있는 제도적 시스템 마련이 시급하다고 강조했다. 그럼에도 아직까지 미용업은 다른 사업에 비해 소규모 업종으로 구성되어 종사자의 고용보험, 산재보험 등 사회보험 가입이 많이 이뤄지지 않는 게 현실이다.

따라서 미용협회에서 수행되고 있는 위생 교육을 확대하고 미용업 종사자들의 안전교육을 주기적으로 실시하는 등의 노력과 더불어, 산업현장과 같이 MSDS(물질안전보건자료)를 비치해서 사용하는 제품의 화학물질 정보를 종사자가 숙지할 수 있도록 노력해야 한다. 물론 소비자에게 서비스를 제공하는 미용업의 특성상 보호구 착용은 어렵지만 장갑 착용을 습관화하고 내부를 자주 환기시키는 등의 노력으로 독성물질에 노출되지 않도록 하는 노력이 필요해 보인다.

이와 같이 《M이코노미뉴스》의 이희 기자가 쓴 기사를 인용해 보더라도 미용실 현장에서의 주의가 많이 필요하다. 그럼에도 불구하고 미용종사자들의 건강과 소비자의 건강을 위한 주의 사항 및 교육실정은 매우 미비한 상황이다. 미용사들도 세미나 등을 통해 많은 교육을 받고 있지만 새로 나온 파마약이나 기술, 염색약 등과 같은 기술적인 면을 강조하는 것이 현실이다. 새로운 트렌드에 맞춰 새로운 파마 기술과 염색 색깔 내기 등 화학 물질을 더 많이 다루게 만드는 교육이 주를 이룬다. 그리고 이러한 시술로 인해 손상된 모발을 다시 보호한다는 차원에서 화학 성분의 모발 영양제 사용 등이 이어진다.

과연 미용인들의 건강을 지키면서 고객의 건강과 머릿결도 함께 지킬 수 있는 방법은 무엇일까? 앞에서 언급한 바와 같이 미용 종사자들의 수가 폭발적으로 증가함에 따른 경쟁도 심각한 문제이다. 기술 서비스에 따른 제대로 된 가격을 받지 못하면서 과잉 시술이 이루어지게 된다. 예를 들어 '○○ 못하는 집', '○○클럽' 등과 같은 저가 미용 체인과 더불어 저가 화학 염색방 등이 우후죽순으로 난립하면서 미용 업계는 거의 초토화되었다. 커트를 1만 원 전후에 해주는 경우도 있으니 미용사들의 어깨에 힘이 빠질 수밖에 없다. 유통업계가 아닌 서비스 업계에서도 서비스의 박리다매 현상이 가속화되고 있다. 화학 재료를 사용한 시술과 서서 일하는 시간이 더욱 늘어나게 되니 미용업 종사자들의 건강이 매우 걱정되는 부분이다.

남들과 같은 서비스, 같은 화학 재료로는 승부하기 어려운 시대이다. 무엇보다도 고객과 미용업 종사자들의 건강을 최우선으로 한다면 100퍼센트 천연 헤나가 답이라고 감히 단언할 수 있다. 조금만 생각을 달리한다면 얼마든지 천연 재료로도 수익을 창출할 수 있다. 단지 화학 재료에 익숙해져 있기에 특화시키지 못할 뿐이다. 미용실에 가면 고객의 입장에서는 원장님들의 말이 바로 법이다. 원장님들이 생각을 바꾸어 고객을 천연 재료로 유도한다면 얼마든지 고객을 설득시킬 수 있다.

설득시키는 것은 미용종사자들과 고객들의 건강을 최우선으로 생각하기 때문이다. 그리고 천연 재료를 사용한 시술에 대한 정당한 서비스 비용을 받는다면 고객도 미용인들도 모두 만족할 수 있다. 고객의 건강과 머릿결을 지키고 머리를 만지는 시술자 본인의 건강도 챙길 수 있는 환경이 되길 바라는 바이다.

양심 있는 원장들의
고객 봉사 아이템

 요즘은 미용실도 1인 매장이 대세이다. 천연 헤나 교육 차 미용실을 방문해 보면 대부분이 그런 추세이다. 너무 많은 매장이 생기다 보니 한 집 건너 한 집이 미용실이다. 스태프를 쓰고 싶어도 수지 타산이 맞지 않고 사람 관리에 신경만 더 쓰인다. 그러다 보니 예약제로 혼자 일하고 운영하는 것이 마음 편하다.

 미용사는 본인의 머리를 모델로 하는 경우가 많다. 파마보다는 주로 염색이 그렇다. 고객에게 색상을 보여주기 위해 다양한 색으로 표현하거나 탈색된 경우가 많다. 그렇다 보니 미용사 본인의 머릿결을 좋게 관리하기가 어렵다. 평소에도 공기를 통해, 신체 접촉을 통해 화학 물질을 접하면서 본인 머리까지 혹사시키는 상황이 안타까울 따름이다.

 최근 천연 헤나가 대세를 이루는 가운데 의식 있는 미용사들은 본인의 모발을 천연 헤나로 관리하는 경우가 많다. 필자가 만나 천연 헤나에 대한 정보를 공유하는 대부분의 미용사들은 본인의 모발을 소중이 생각한다. 젊을 때는 젊음이 고마운 줄 모르지만 50대 이상이 되면 미용사들도 본인의 건강에 신경을 쓰지 않을 수 없다. 체력도 많이 필요한 직업이기 때문에 몸 안팎으로 건강에 적신호가 켜지는 경우가 많다.

필자 주변에는 팔다리 관절 이상 및 뇌졸중, 각종 암 병력을 가진 원장님들이 다수 있다. 몸 바쳐 일하는 직업이기에 체력적으로나 환경적으로나 힘들다. 필자가 생각하기에는 우리나라 미용 업계의 서비스 비용이 너무 하향 안정화되고 있다고 본다. 물론 대형 미용실은 서비스 및 임대료 등이 차지하는 부분이 많아 고가의 서비스 요금을 받는다. 하지만 소규모 미용실은 가격도 많이 받지 못하는 것이 현실이다.

신규로 미용사 자격증을 따려고 하는 신규 창업자들과 자주 이야기를 나눌 기회가 있다. 기술직만 살아남을 수 있는 시대가 되다 보니 많은 신규 미용사들이 늘어나고 있다. 하지만 젊은 친구들일수록 인체에 유해한 영향을 미칠 수 있다는 사실을 알면 미용사 직업에 대한 선호도가 크게 떨어지는 것이 현실이다. 젊은 층들이 오히려 건강에 더욱 신경을 쓰는 추세이다.

레드 오션(경쟁이 치열해서 이미 과포화된 시장)이 되다 보니 노동 및 서비스에 대한 제대로 된 보상이 이루어지지 않는 업종이 되어가고 있다. 미용재료상에 종사하는 분들의 이야기를 들어보면 5,000원짜리 이상의 미용 재료는 받지 않는다고 한다. 이야기를 듣고 미용 업계의 현실이 더욱 뼈저리게 와 닿았다.

두피와 모발의 트리트먼트 효과가 강력한 최고급 헤나의 단가를 생각하면 선뜻 접근이 어려운 것이다. 원가절감과 상반되기에 미용 재료상을 통해 공급 받는 화학성분(페닐렌디아민과 아미노페놀)이 섞인 저렴한 케미컬 헤나를 사용하게 된다. 하지만 케미컬이 섞인 사실을 아는 미용사도 있고 그렇지 않은 경우도 더러 있다. 세상에 100퍼센트 천연 염색이 어디 있냐고 반문하는 경우도 있다.

미용사가 진정한 두피, 모발 전문가가 되기 위해서는 100퍼센트 천연 헤나에 대한 정보는 반드시 알아두면 도움이 된다. 필자가 연구해본 결과, 두피와 모발에 트리트먼트 역할을 하면서 인체에 무해하며 동시에 흰머리까지 해결해 주는 재료는 지구상에 100퍼센트 천연헤나가 유일하기 때문이다.

주변 미용실에 가보면 간혹 100퍼센트 천연헤나를 취급하는 취급점이 눈에 띈다. 이런 미용사들이 있는 미용실은 소비자들이 정말 믿고 선택해도 좋은 곳이다. 진정으로 고객을 사랑하고 아끼기 때문에 번거로움과 수고, 그리고 고가의 재료비를 감수하고 100퍼센트 천연헤나를 고집하는 것이다.

천연헤나 재료를 취급하기로 결정했다면 힘들고 번거롭더라도 고객을 애정과 사랑으로 대하고 관리해 주자. 고객들이 먼저 미용사의 수준을 알아보고 입소문을 더욱 내 줄 것이다. 양심 있는 미용사들의 고객 봉사 아이템이지만, 오히려 고객들의 마음을 움직여 더욱 바빠지는 경우가 비일비재하다.

시대가 어렵다고 해도 고객들에게 진심은 통하게 되어 있다. 미용사라고 해도 100퍼센트 천연 재료에 대한 전문가는 아니다. 기존에 사용하던 화학 재료와는 원리부터 다르다. 반드시 전문가를 찾아 시술하는 테크닉과 천연 헤나의 기적 같은 원리에 대해 배우고 공부하자. 아무리 경력이 오래된 베테랑 미용사라고 하더라도 100퍼센트 천연 헤나 재료에 대해 폄하하거나 외면한다면 소비자로부터 오히려 외면을 받을 수 있다. 지금의 소비자는 전문가보다 더 많은 정보를 접하고 있다는 사실을 기억해야 한다.

시술하는 테크닉도 제대로 배워야 한다. 소비자들은 이미 정보를 가지고 있다. 대충 화학 염색이나 매니큐어 바르듯이 머리를 다룬다면 소비자들은 성의 없다고 느낀다. 헤나는 두피와 모발에 팩 작용을 하기 때문에 농도를 맞추어 양을 듬뿍 발라야 한다. 어느 정도 두피와 모발에 마사지도 정성껏 해 주어야 빨리 개선된다. 바르는 기술도 "다 안다" 식으로 하찮게 보지 말고 제대로 보이는 전문가다운 면모가 필요하다.

1인 매장이라면 가격으로만 승부하려 하지 말고 100퍼센트 천연 재료로 진심을 다하자. 고객들은 머릿결과 두피가 좋아지면 미용사를 다른 눈으로 바라보게 된다. 100퍼센트 천연 헤나를 사용하지 않는 미용실은 자주 갈수록 모발이 손상되기만 할 뿐이다. 계속 부스스해지는 모발을 그냥 바라만 보고 있지 말았으면 한다. 천연 솔루션이 있다면 고객을 위한 봉사 아이템으로라도 도입을 해야 한다. 고객들도 미용사의 번거로움에 대한 고마움과 함께 기적처럼 좋아지는 효과에 감동한다.

무수히 많은 미용실 가운데 100퍼센트 천연 헤나를 제대로 알고 취급하는 곳은 1퍼센트도 되지 않는다. 이것이 바로 경쟁력이고 무기가 되는 것이다.

화학 재료는 씻어내기가 쉽다. 하지만 천연 헤나는 샴푸에도 시간과 공이 들어간다. 천연 헤나를 바르는 고객에게 셀프로 샴푸를 유도하는 것도 좋은 방법이다. 모자나 수건을 지참하고 1시간~1시간 반 후에 집에서 감으면 시간과 비용이 절약된다. 탁한 미용실 공기 속에서 두어 시간을 기다리면서 시간과 샴푸 비용을 지불하는 것은 어찌 보면 서로 낭비이다. 집에 가서 본인이 셀프로 충분히 감을 수 있는 천연 100퍼센트 재료이다. 단, 화학 파마나 화학 염색은 절대로 셀프로 감지 않도록 주의할 것. 눈에 들어가면 실명의 위험까지 있다.

고객들도 양심 있는 미용사가 100퍼센트 천연 헤나를 취급한다고 한다면 그 말에 귀를 기울여야 한다. 그리고 기꺼이 수고로움을 조금이라도 덜어주기 위해 집에 가서 감는 재치를 발휘해 주자. 샴푸 비용도 아끼고 시간도 아끼는 일석이조의 지혜가 된다. 세상은 혼자 살아가는 것이 아니기 때문에 저렴한 비용에 너무 많은 서비스를 요구하는 것도 무리이다. 미용사와 고객도 서로 소통하고 배려하는 마음이 필요한 세상이다.

일반적으로 짧은 머리 기준으로 헤나 1회 시술비용만 3만원을 기본으로 한다. 여기에 샴푸 비용이나 커트 비용은 별도로 계산하는 것이 맞다. 그런데 소비자들은 적은 비용만 지불하고 헤나 시술에 샴푸, 커트, 심지어 드라이까지 바라는 경우도 많다. 이런 분위기라면 고객들 때문이라도 미용사들은 천연 헤나는 더욱 멀리하게 될 것이다. 환경을 생각하고 건강을 생각하는 의식 있는 고객들이 천연 헤나를 찾는다. 서비스업에 종사하는 미용사들에게도 의식 있게 대해 주는 것이 진정한 문화인이 아닐까 생각한다.

앞으로 고객의 건강과 머리를 더욱 아끼고 사랑하는 양심 있는 미용사가 늘어나길 간절히 바란다. 파마가 잘 안 나올 수 있는 경우는 모발이 건강해지기 때문이라는 사실을 꼭 기억해 주길 바란다. 한 가지 중요한 팁을 주자면 아모스의 실키 블루밍 파마약이 헤나 모발에 컬이 잘 나온다. 대부분의 미용사가 점점 증가 추세에 있는 헤나 고객의 파마에 어려움을 겪고 있다. 헤나 모발에 파마까지 잘 나오는 실력을 갖춘다면 아마 헤나 고객으로 인산인해를 이루게 될 것이 확실하다.

적자미용실 회생방안 : 천연헤나로 매장의 수준과 품격을 높여라

100퍼센트 천연 헤나 바르는 방법을 시연 및 교육하기 위해 미용실을 방문할 일이 자주 있다. 미용사들도 처음 천연 재료를 접하면 팩처럼 바르는 모습을 호기심 어린 눈으로 쳐다본다. 고객들도 화학 냄새가 진동하는 매장에서 향긋한 풀냄새가 나면 저게 뭐냐고 다들 묻는다. 두피와 머릿결이 좋아지는 헤나팩이라고 설명하면 나도 다음에는 좀 해달라고 덧붙인다. 고객들은 천연 재료에 본능적으로 끌리는 모양이다.

매장에서 향기로운 풀냄새가 진동하면 저절로 힐링이 된다. 지난 2016년 1월에 미용실에서 4명이 질식하여 구급차가 출동하는 일이 발생했다. 부산 기장군의 한 미용실인데, 미용사와 고객 등이 쓰러졌고 한 명은 심한 경련 증세까지 보였다. 미용실은 정말 신경 써서 환기를 해야 한다. 매직 파마나 열 파마 등 파마약의 유독한 성분이 공기 중에 떠다니고 염색약의 암모니아 냄새도 매우 위험하다. 암모니아는 유독성 기체로서 눈 자극과 호흡기 계통에 문제를 일으킨다.

파마와 화학 염색약만을 취급하는 미용실과 천연 헤나를 위주로 고객들을 관리하는 매장은 분위기부터가 달라진다. 시술하는 미용사들도 공기질이 달라지기 때문에 피곤함도 덜 느낀다. 그래서 필자가 아는 고령의 원장님들은 가능하면 화학 재료는 다루지 않고 커트와 헤나 관리 위주로 일을 하는 분들이 늘고 있다.

파마는 일반적인 고객들이 2~3달에 1회 정도 한다. 하지만 천연 헤나는 초반에 집중적으로 5회, 이후 한 달에 1~2회를 시술하면 효과가 좋기 때문에 파마보다는 자주 하게 된다. 그래서 파마보다는 헤나 시술을 선호하는 미용사도 많다. 파마 공정보다 헤나 시술 과정이 더욱 심플하고 시간도 짧기 때문이다. 게다가 미용사와 고객의 건강도 모두 지켜지는 일이다.

고객이 줄어들어 운영이 힘들다고 한탄만 하고 있을 때가 아니다. 경쟁자가 늘어나면 그만큼 노력해야 살아남을 수 있다. 차별화가 답이다. 남들과 똑같이 한다면 단골 고객들은 가격과 시설에 좌우지된다. 물론 실력도 중요하고 서비스도 중요하다. 두피와 머릿결만 좋게 만들어도 화려한 서비스가 따로 필요하지 않다. 그것만으로도 고객의 만족도는 월등히 높아질 것이다. 대형 매장에서는 취급할 수 없는 천연 헤나 재료이기 때문에 1인 매장의 경쟁력 확보를 위해 필수이다.

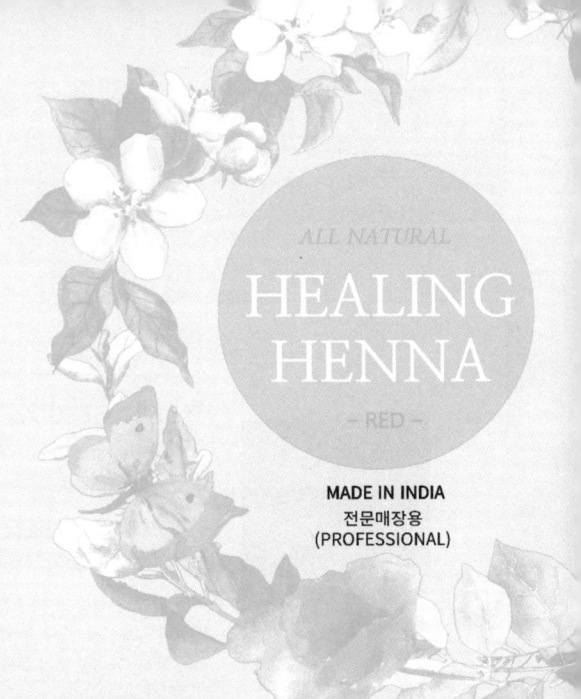

북큐레이션 • 판이 바뀌는 시대, 새로운 세상을 주도하는 이들을 위한 라온북의 책
《천연 헤나와 염색의 모든 것》과 함께 읽으면 좋을 책. 기존의 경영이 통하지 않는 급변의 시대, 남보다 한발 앞서 미래를 준비하는 사람이 주인공이 됩니다.

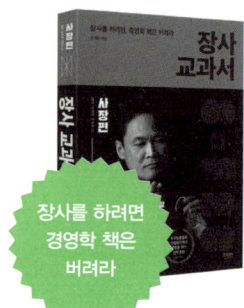

장사를 하려면 경영학 책은 버려라

장사 교과서 ① 사장편

손재환 지음 | 18,000원

**고객의 마음을 사로잡는 장사의 비법,
내가 나를 고용하는 장사의 가치를 확실히 깨닫고 추구하자**

이미 규모 면에서 소박한 장사의 사이즈를 넘어선 사업을 운영하고 있지만, 본인의 정체성을 '장사'로 표현하기에 일말의 주저함이 없는 장사의 고수, 손재환 대표. 그 자신감과 그를 장사 고수의 경지에 이르게 한 원동력이 바로 이 책《장사 교과서》(① 사장편) 속에 고스란히 녹아들어 있다. 초심을 잃지 않고, 본래의 가치에 충실한 장사란 어떤 것이며, 어떻게 업(業)의 생명을 길게 이어 나갈 것인지에 대한 모든 비밀을 이 책 속에서 찾아보자. 장사를 업으로 삼는 모든 이들의 곁에 둘 필독서로서 자신있게 권한다.

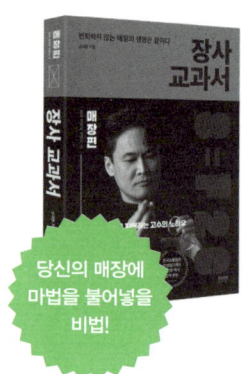

당신의 매장에 마법을 불어넣을 비법!

장사 교과서 ② 매장편

손재환 지음 | 18,000원

**장사에 필수인 매장관리 기법의 정수를 숨김없이 공개한다.
경쟁 업체 사장에게 숨기고 싶은 책,《장사 교과서 ②매장편》**

바야흐로 장사의 전성시대이자 장사가 가장 고전하는 시대이다. 책과 방송, 유튜브를 비롯해 곳곳에서 장사에 관련된 콘텐츠들이 넘쳐나면서도, 반면 장사를 했다가 망하는 자영업자들이 이토록 넘쳐나는 시절이 있었던가 싶은, 대한민국 서민들의 깊게 팬 주름살 하나하나를 그대로 반영하는 삶의 풍속도가 우리 앞에 더없이 리얼하게 그려지고 있는 시대이다. 그리고 그 풍속도의 가장 정면에서 보이는 것이 바로 장사의 실제 현장, 매장이다. 따라서 이 책《장사 교과서 ②매장편》은 그 매장을 가장 효율적이고 매력적이게, 그리고 매출 발생을 극대화할 수 있는 방식으로 집필되어 있다.

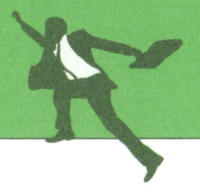

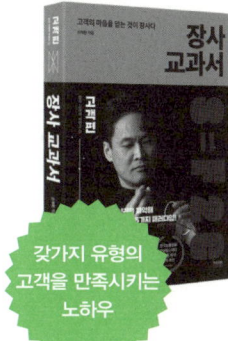

갖가지 유형의
고객을 만족시키는
노하우

장사 교과서 ③ 고객편

손재환 지음 | 18,000원

고객만족을 위한 노력으로
성장의 한계를 극복하는 긍정 마인드!

이 책을 통해 장사를 시작하는 독자들이 얻을 수 있는 가장 소중한 프로의 자세라면 바로 '예민한 고객을 만족시키면 장사는 롱런한다'는 손재환 대표의 가르침이다. 결국 장사에서 고객, 사장, 직원은 매장이라는 공간 속에서 매매라는 행위를 위해 서로 함께할 수밖에 없는 존재들이다. 그리고 이 일상의 공간 속에서 나의 한계를 극복하는 자세를 갖출 수 있는 사람이 진정한 고수이자 프로이다. 삶의 현장 속에서 닥치는 고비를 스승으로 삼아 자신의 한계를 극복해 내는 손재환 대표의 자세를 통해 독자들도 새로운 장사의 단계로 한 걸음 나갈 수 있기를 바란다.

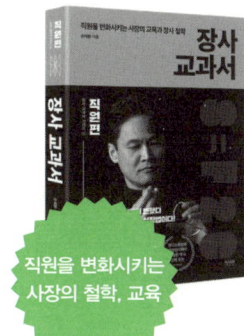

직원을 변화시키는
사장의 철학, 교육

장사 교과서 ④ 직원편

손재환 지음 | 18,000원

노동 가능 인구는 줄어들고, 인건비는 오르고
직원과 사장이 함께 걷는 올바른 장사의 길은 무엇일까?

이 책의 핵심은 장사를 함에 있어 직원에게 어디부터 어디까지, 어떤 방식으로 일을 맡길 수 있는지, 직원의 능력은 어떻게 극대화할 수 있는지, 직원의 처우와 복지는 어떻게, 어떤 방식으로 해줘야 하는지 등의 세세한 문제를 실전 장사의 지점에서 발생하는 구체적 사례를 통해 설명한 데에 있다. 혼자 할 수 없는 장사라면 반드시 고민하게 되는 직원과의 상생 문제.《장사 교과서 ④ 직원편》속에서 그 명쾌한 해답을 찾아보기 바란다.